U0245471

珍版
海外中医
古籍善本
丛书

医经会解

（校点本）

明·江　梅　授
　　　邓景仪　述

张志斌　校点

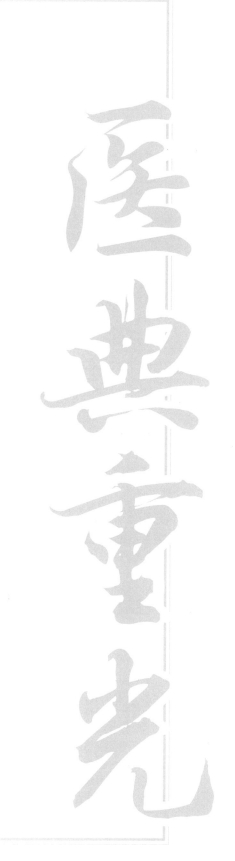

人民卫生出版社
·北京·

版权所有，侵权必究！

图书在版编目（CIP）数据

医经会解：校点本 /（明）江梅授；（明）邓景仪
述；张志斌校点. -- 北京：人民卫生出版社，2024.
8. --（医典重光：珍版海外中医古籍善本丛书）.
ISBN 978-7-117-36629-8

Ⅰ. R2-5
中国国家版本馆 CIP 数据核字第 2024XG0957 号

医典重光——珍版海外中医古籍善本数字化资源库
网　　　址：https://ydcg.ipmph.com
客服电话：400-111-8166
联系邮箱：ydcg@pmph.com

医典重光——珍版海外中医古籍善本丛书
医经会解（校点本）

Yidian Chongguang——Zhenban Haiwai Zhongyi Guji Shanben Congshu
Yijing Huijie（Jiaodianben）

授　　　：明·江　梅
述　　　：明·邓景仪
校　　点：张志斌
出版发行：人民卫生出版社（中继线 010-59780011）
地　　址：北京市朝阳区潘家园南里 19 号
邮　　编：100021
E - mail：pmph @ pmph.com
购书热线：010-59787592　010-59787584　010-65264830
印　　刷：北京雅昌艺术印刷有限公司
经　　销：新华书店
开　　本：889×1194　1/16　印张：13　插页：1
字　　数：206 千字
版　　次：2024 年 8 月第 1 版
印　　次：2024 年 8 月第 1 次印刷
标准书号：ISBN 978-7-117-36629-8
定　　价：89.00 元
打击盗版举报电话：010-59787491　E-mail：WQ @ pmph.com
质量问题联系电话：010-59787234　E-mail：zhiliang @ pmph.com
数字融合服务电话：4001118166　E-mail：zengzhi @ pmph.com

珍版海外中医古籍善本丛书

丛书顾问

王永炎

真柳诚［日］

文树德 (Paul Ulrich Unschuld)［德］

丛书总主编

郑金生

张志斌

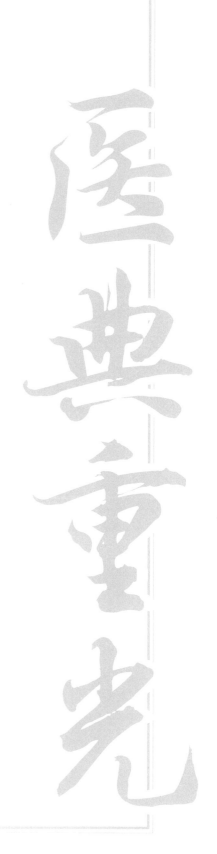

校点凡例

一、《医经会解》(原名《医经臆语》)为明·江梅授、邓景仪述,初刊于万历十二年(1584)。明崇祯六年(1633),书商在部分原版木基础上予以补刻更名。今存仅有此版,日本内阁文库藏该版3部,今校点底本以其中原藏红叶山文库本为主,兼参医学馆本、佐伯侯本。由于对校本阙如,本次校点只能以他校、本校与理校为主。

二、本书采用横排、简体,现代标点。简体字以2013年版《通用规范汉字表》为准(该字表中如无此字,则按原书)。原书竖排时显示文字位置的"右""左"等字样一律保持原字,不做改动。原底本中的双行小字,今统一改为单行小字。

三、底本原有目录,但部分目录分层过细,且细目多与正文标题不相符。若逐一校注,不胜其烦。故今校点本依据正文实际内容,新编三级目录,置于全书之前。其中凡六角符号"〔 〕"中的标题为新拟。原书目录作为资料保存于书中相应位置,以备参阅。

四、校点本对原书内容不删节、不改编,尽力保持原书面貌,因此原书可能存在的某些封建迷信内容,以及某些不合时宜或来源于当今受保护动植物的药物(如虎骨、犀角等)仍予保留,请读者注意甄别,勿盲目袭用。

五、本书校勘凡底本引文虽有化裁,但文理通顺,意义无实质性改变者,不改不注。惟引文改变原意时,方据情酌改,或仍存其旧,均加校记。

六、原书的古今字、通假字,一般不加改动,以存原貌。底本的异体字、俗写字,或笔画有差错残缺,或明显笔误,均径改作正体字,一般不出注,或于首见处出注。某些古籍中常见的极易混淆的形似字,如已己巳、太大、芩苓、沙砂等，径改不注。而在某些人名、书名、方药、病证名中，间有采用异体字者，则需酌情核定。

七、该书误名、不规范名中，以药名最为多见。本次校点，以改正误名为主（首见出注），如防丰（风—括号中为正字）、石羔（膏）、黄蓍（耆）、白芨（及）、白藓（鲜）、黄莲（连）、牡砺（蛎）、紫苑（菀）、连乔（翘）、梹郎（槟榔）、苦练（楝）等。某些古代药名后世罕用，本书统一改作通行名，如菉豆改绿豆等。或有当今已从俗多用或属通假字、古今字等的药名，则网开一面，不多作统一。

八、凡属难字、冷僻字、异读字，以及少量疑难术语、药物来源等，酌情加以注释。原稿漫漶不清、脱漏之文字，若能通过考证得以解决，则加注说明。若难以考出，用方框"□"表示，首次出注，后同不另加注。若能揣测为某字，然依据不足，则在该字外加方框。

九、原书某些大块文字的篇节，不便阅读理解，今酌情予以分段。某些特殊标记，亦酌情用现在更换成简便易读的方式予以替换。

目录[1]

---

1 目录：本目录依据正文实际内容新编。分三级。四级目录见各篇段落前字体加粗者，不出页码。其中凡六角符号"〔 〕"中的标题为新拟。原书目录作为资料保存于书中相应位置。

2 目录：此为原书目录篇标题，作为资料保存，不出示页码。

3 或问十条：正文原无，据原书萧重熙后叙及原目录补。

1　卷之三：正文原无，据原目录补。

2　卷之四："四"，原文无，据原目录补。卷前有"医经臆语"四字，乃该书原名，补刻时忘改。

医经会解序

盖凡学为医者，其术称仁耳，何哉？以其理能通于精微之奥，可以捥[1]死复生于旦夕间者也。然岂非浅识者之所可轻为乎？夫一既学为医者之不可轻为，则其著为医之书者，亦岂非浅识者之所可轻为乎？甚矣，吾历观四方已刻，每假先圣之脉诀以立论，专举便[2]方以垂训，令后之学者仅恃一己之明聪，袭于其方，弗精于其脉，乃公然以医道自乐。忽遇一时之感风暑寒之轻症，而徒据其方以药之，则可以立效，至于一切胎前产后，并伤盅之重症，漫然不知求其所病之始末，辨其症候之真否，亦徒据其方以投之，而不治者每十之八九。缘以天下受如此方医之所杀之者，靡胜言耳。

究竟公由著书者，先无以会其所得脉之理而精解之，是故学者因以亦昧其所得脉。独是编也，述自敝邑寒谷江先生之所著之者也。夫江先生平生之为人，岂仟医驰名而已也，彼方中之年，勤功进业，拳拳然以大节自期，亦敝邑之一英杰士，缘因屡试不遂，无何而弃儒以就医，其后博通群书，精究学者。复二十有余载，须罔敢自安，亦恒请教于海内外之名医。于是无脉不会，无理不解，故著为厥书，名曰《医经会解》。乃系太医院梅坡吴先生为之轼证焉耳。若江先生之为是书，积时已极深久，而用意亦甚慎密。与世诸刻迥然独异，盖珍而为传家之至宝者也。今谭阳之玉坊刘兄讳肇泰，字际侯者，请行于世，而属予序。予亦无能尽序之也。徐〔余〕嘱天下人阅是集者，毋轻忽也。惟抑心静志以潜体之也，则庶几乎知医之道，由于能会而后脉悉，会斯脉者能解而理透。则《医经会解》之书，所以阴〔荫〕福一世者，亦匪浅焉耳矣。

崇祯癸酉年夏仲月吉旦赐进士第文林郎知广东海阳县百江愈敏顿首拜撰

江愈敏印　　戊辰进士

---

1 捥：《汉语大辞典》："扭转。《集韵·桓韵》：'捥，捥也。'"
2 便：原作"硬"，据文义改。

---

1 分册提要:仅红叶山本有此两页,右下分别有"㊋""㊎"二字。每页单版,版框较正文小。疑此为书商置于每册前,或贴于书封面之广告式提要,述本册主要内容。今拟"分册提要"之目。按页面"㊋""㊎"标记,推导还应有"木、水、土"页,今未见。现将"金"字页提至"火"字页前。

目录[1]

---

1 目录：此为原目录，其分层级过于琐屑，且目录与正文标题不尽相符。今将此篇不加
　改动，全文照录，以为原始资料，存而备考。

---

1 阴虚火：此下重出"阴虚火"，删之。

卷之一

闽泰宁寒谷江梅授

新城云侣邓景仪述[1]

---

1 新城云侣邓景仪述：此行字笔画粗细及墨色与"闽泰宁寒谷江梅授"明显不同，且置于
"统论脉理"标题下，当系后之剜补。

统 论 脉 理

脉也者，默也。静息宁神，默而识之者也。其书从月从永，盖此身血气长永周流而谓之寿也。古昔圣人欲以自寿其身者，而寿天下万世之身，故为之道德焉。修且养之，以将顺保合其生也。世不能以皆然，故又为之医药焉。调且治之，以匡护斡旋其生也。然于匡护之中，欲不拂将顺之意，故又先为脉理之诊[1]焉。默识血气之虚实，以善其斡旋，妙其保合，而成全乎其生也。

甚矣哉！生之为重也。至矣哉！圣人生生之为切且精也。故天地之大德曰生，而人则生之最贵，所以谓人者天地之心也。天地生物之心至大至刚，故初妙凝于此身之至中，是曰命门，祖气。祖气者，元气也，元气乃元神之所依，元精之所化，三者隐约涵蕴，絪缊而为三焦。焦火熏蒸，荡磨而成脾胃，统会而名曰中气，亦曰胃气焉。是则此身生生不息之根源也。

自元气而生生焉，则为呼吸；自元精而生生焉，则为液血；自元神而生生焉，则为智虑。三物浑融，冲和顺适，内络乎肌肤，靡一丝之不联；外达乎皮毛，靡一毫之不彻。至是精则亦云精气，神则亦云神气，总成一气而浩然充塞，以灵觉运动乎一身者也。夫吾身此气统运精神以周旋遍历，故脉也者，默识乎此一气焉。

已也善诊视者，须自己胸臆爽朗，意见澄清，于凡彼身，自颠至踵，其气宛成一片。当下手之时，部且不分其为三，候且不分其为六，手亦不分其为左右，泛观徐察，其所以为精焉，所以为神焉。精神之所以依附其气，而动荡流行焉。果润活条导而不失其从中生化之机乎？亦枯涸紊漫而大失其从中生化之常乎？胃气既得，然后于其所谓五脏者而轻按取之，于其所谓六腑者而稍重取之，于其脏腑之所谓有力无力者，而最重以按取之。六候既详，乃于此一气之所行所至者而细分之，以定其或为阴、或为阳焉。

夫此一气之行且至也，其敷布有大小，大则阳而小则阴也；其驰骤有缓急，急则阳而缓则阴也；其意象有轻重，重则阳而轻则阴也；其动定有长短，

1　诊：原作"胗"，通"诊"，尚有唇疡、肿、创、禽类之胃（如鸡胗）等多义。按本书凡例，通假字可不改，但此字多义，为免歧解，以下凡通"诊"者，均用正字。

长则阳而短则阴也。在一手，则前后细分之，而一手之阴阳可定矣；在两手，则左右细分之，而两手之阴阳可定矣；在六部，则浅深细分之，而六部之阴阳可定矣。脉既知其为阴，而又审其人之素禀阴乎？否乎？亦所感之果得诸阴乎？则病可以阴而处治，药可以阴而制方。且阴不专求之阴，而每从中之胃气以运化其阴焉，则阴之病其弗愈者或寡矣。脉既知其为阳，而又审其人之素禀阳乎？否乎？亦所感之果得诸阳乎？则病可以阳而处治，药可以阳而制方。且阳不专求诸阳，而每从中之胃气以运化其阳焉，则阳之病其弗愈者或寡矣。

要之，阴阳者，血气之变，现乎其外；中气者，精神之潜，主乎其中。现乎外者，犹可以意像而求；潜乎其中者，实难以想度而觅，惟善探其本源者乃得之。譬之水焉，其风掀浪涌，震撼而冲击者，是则病之阳也；坎坷窒碍，停蓄而滞留者，是则病之阴也。若源泉混混，时出不竭，则顺下之流固默相随顺，初不以风之震激、坎之滞碍而昼夜之或舍也。故善观水性者，自能审中气于阴阳之内，彼区区以辨血气而莫知本源者，其即导河口之决，塞池底之漏，而不知其涸之可以立而待也。有志于自寿其身以寿乎人人之身者，其亦可以深长思也已矣。

统 论 病 原

病之在人身也，其敝之在人国乎？敝由奸生，病以感发。然其生也，不生于生之日，必有所自生；其发也，不发于发之日，亦必有所自发。故君相明良，则大纲聿举，众务毕张。奸邪虽有术，则将无所施，间欲窃作，端亦易见，而自不苦于革除之难矣。元神有养，则荣卫壮盛，血气周流，时令虽干隙，则将无可抵，间为所侵，感亦浅泛，而自不苦于治瘵之难矣。故曰：善治道者，防奸于无敝之际；善医术者，祛邪于未病之先，是言调养之当讲也。

盖此身之由养者，原资饮食；饮食之由化者，原藉脾胃。今人惟知药品之分四时五脏，各有所属，而不知饮食者，即未病之药品也。人当春时，其饮浆茹物，及夫调和，能多取诸辛爽馨香，而却除酸味，兼且怀抱开舒，以养肝气，则不惟令兹之时令不拂，而夏火之生发有自矣。推之于夏、于秋、于冬，莫不皆然。惟生冷之物、清凉之味，则四时皆宜却之，是又完养胃气，无一时之可间也已。

　　至于调养不常，中气失职，内如七情，外如六淫，邪以干正，病作将不免矣。其在脾胃也，温冷相扞而为吐逆，湿热相淆而为胀满，阴伏阳蓄而为痞闷，浊忤清违而为胀喘，土郁肌肤而为黄疸，湿凝骨节而为痛痹，热沉筋骨而为痿缓，气壅穴道则为麻木，血积脂膜则为块聚，关格互闭而为咽食，是则本经之所自生也。其诸脏腑渐伤于内而骤感于外，肺则皮热肌寒，咳嗽痰涌；心则焦燥健忘，怔忡狂痫；肝则头痛目眩，吐血惊悸；肾命则遗精便浊，损痛沉寒。膀胱之小水淋数，大肠之结闭泄泻，三焦之唇喉干渴，此虽各有本经，实皆由伤中气，岂惟内伤然哉！即风之所感为中风、伤风，暑之所感为中暑、伤暑，湿之所感为受湿、伤湿，三者因为杂病，或成痰火，或成痎疟，或成泻痢，或成疮疡，或成斑疹，久而致成痨瘵。惟寒之为邪最重，故寒之为病极深，其传变多端，名亦种种。要之由中气之不固，致外邪之相乘，其理则一而已矣。故医者设法制方，必先脉其胃气之顺逆，次则脉其阴阳之胜负，终则详审其素禀之虚实，细询其所患之现症。如中气完全，则不论其或阴或阳，而治可稍缓。如中气之已损，则不论其或阴或阳，而治宜急速。至所察之脉与所现之症，阴阳相合，则虽重而亦轻，何也？病为已之病，脉亦已之脉，邪气虽侵而正气犹在。若其脉与症，阴阳各别，则虽轻而亦重，何也？病为身之病，而脉非身之脉，邪气横行而正气全脱也。譬则人君之为国也，孽自己作，纲纪犹存，如汉武之海内虚耗，唐玄之秽浊彰闻，治固难成，乱亦不甚。若夫曹瞒之佐汉，司马之相魏，则祚命外若未移，本实中已先拨，将求旦夕之延也，安可得哉！

　　凡此危急，来亦有渐。凡执司命之权，称名医者，务宜悉意追求，小心匡救。脉理不明，则无以分症治，而经络不透，亦何以尽根苗？古人如仲景之论伤寒传变，俱预定其日辰、部位，而且先之以岁运强弱。东垣益以劳食内伤，又直指其往来升降，而且后之以培补权宜。二公于腠理之密，精髓之微，不殊乎烛之照暗、算之纪数，故其方法之所施、汤丸之所茹，亦不殊乎后羿之张弓的鹄、王良之转毂循轨也，夫尚何忧其纤毫之有失也哉？甚哉！司命者之所宜汲汲留神也已！

统 论 方 药

　　丹溪之语用药，每以兵谕旨哉。其斯言乎，夫[1]药病之相抟，即将敌之交锋也，胜负决俄顷之间，存亡系呼吸之际，锋黍相投，毫厘莫爽。甚哉！药之难用，方之难制也。药之所以难用者，以其气味之差殊，故辨之宜蚤，所谓将帅贵识乎士卒之情者也；方之难制者，以其合并之纷纠，故统之欲联，所谓士卒贵知夫将帅之意者也。士卒之情，将帅能识之遍、辨之详焉，则某也壮而勇，以之先驱；某也剽而疾，以之接战；某也智而确，以之出奇；某也精而健，以之犄[2]角；而弛[3]张操纵，不将由乎已也耶！将帅之意，士卒能知之审、信之笃焉，则以先驱也，而进必锐；以接战也，而势必张；以出奇也，而机必中；以犄角也，而气必倍。千里胜算，不可豫决也耶。

　　夫药之君臣，即兵之所以先驱而接战者也。药之佐使，即兵之所以出奇而犄角者也。然有当先者焉，在夫区别之精明；有当急者焉，在夫率领之不紊。故区别不精，则药味混淆，是士卒之情犹昧而任使，难得其皆当矣。率领或紊，则药力纷争，是士卒之意犹疑，而向往难得其直前矣，此用药之制方也，非深思而细究焉，不可也！予尝即夫书册而备考诸家之为法矣，大约古之方也其类少，今之方也其类多；古之方也其品寡，今之方也其品繁；古之方也其分数重，今之方也其分数轻；古之方也其气味之性统而同，今之方也其气味之性支而散；此无他，其识夫病症之源委也，或未必如古人之定；其察夫脉理之阴阳也，或未必如古人之真；故矢无虚发，惟后羿之巧为然。而以一当百，非光武之英莫与也。

　　予又尝静观夫一身之所具，与夫诸方之所施，而拟诸其形容。是故吾人之饮，有时而当夫火酒峻酿者焉，啜未下咽而暖气已透于腰脐，赤色随彰于头面，是则温热入胃之征也。有时而当夫冰浆冽泉者焉，亦啜未下咽而冷气即彻于踵踝，战栗悉凛于皮毛，是则寒凉入胃之征也。今汤散既煎，滓质俱化，惟辛香之气，苦咸之味，浑融洋溢，与火酒峻酿、冰浆冽泉类固正相同也。其

1　夫：原作“天”，据字形及文义改。
2　犄：原作“椅”，据字形及文义改。下同径改。
3　弛：原作“驰”，据字形及文义改。

咽未下而遽遍周身，唇方沾而遂达颜面，倏忽变更，与火酒之饮、水浆之啜，速亦犹相类也。故善了悟者，即此而可知养夫中气者之为急焉。盖运化之神，最先必由脾胃也。夫孰得而越其津要，又可知辨夫阴阳者之当的焉。盖气味之行，瞬息而至遍体也。夫孰得而御其劲悍，又可知制夫方药，其品数之简且重者之为妙焉！盖邪气入身，横行窃据，即专力竭才，犹恐其弗敌矣。若品泛则气轻，数少则味淡，又安能以孱弱之群兵，而探渠魁之虎穴也哉！凡此皆病夫折肱之后，浪漫之疑，不敢藏蓄，聊笔以请正大方家，而附以"或问十条"暨诸症方略于其后云。

或 问 十 条[1]

或问：胃气之为中气，其说久矣，后人以其难于识认，故制为浮中沉三部，上取乎腑，下取乎脏，中取乎胃。是胃气之为中气，似亦彰彰明甚。而今日举世职医师者，亦人人宗之而未尝或易也。乃今"统论脉理"独以三部之中取乎腑脉，而胃气则于十二候而统明之，何哉？

曰：中有三义，如上下之中，与左右之中，前后之中，均以地位而语中者也。若和平适当，亦名之中，则以意味之无少差僭，所谓优游平中者也。又包涵统括，亦名之中，则以蕴蓄之更无余外，所谓浑然在中者也。今观胃气者，元气也，自颠至踵，靡不贯通，宜以浑然在中者名之。又，胃气者，冲气也。四时节序，靡不均停，亦宜以优游平中者名之。且胃气者，神气也，变化隐显，无在不在，正不宜以定位定方而名之者也。况《内经》明言："春胃微弦曰平，夏胃微钩曰平，秋胃微毛曰平，冬胃微石曰平。"夫谓胃之微为平也，则其气之为冲和之中者可知也。夫谓胃之微为平，而贯于春之弦，夏之钩，秋之毛，冬之石也，则其气之该脏腑浮沉而皆在其中者，又可知也。推之如七表，如八里，无一不寓中气。惟浮若游虾，数如解索诸败脉，乃始无之，则何者能出胃气之外也耶？若如《脉诀》止以中间之中言之，则浮以取乎腑，中以取乎胃，沉以取乎脏，而有力、无力，又将安取？岂不自相扞格已乎？故取此舍彼，不待辨而明矣。学者慎毋以习闻而惮于听从也。

---

1 或问十条：原脱，据原目录补，以与上文所言相合。

或问:《王氏脉诀[1]》谓中取胃气,君已重致疑矣。其曰"浮以取腑,沉以取脏",不将亦皆非耶?

曰:兹果不敢阿以为是也。然忆其非也,亦自有由。盖以经络之际,重泥文辞之偏焉尔。何则?脏之经原属夫阴,腑之经原属夫阳。阴则似当为里,阳则似当为表,故王氏遽断以"浮取乎腑"而"沉取乎脏"也。审如其说,则病外感发热者,止浮决于大肠,而返遗乎肺;内伤怯弱者,止浮决于小肠,而返遗乎心,岂理也哉?殊不知心肺虽经属夫阴,而位皆居上;大肠、小肠虽经属夫阳,而位皆居下。浮沉专主位言,则心肺固当浮取,而大肠、小肠固当沉取也已。或者又曰:诸经既皆位定,则脾胃之位居乎中,所谓中取胃气者,又果不差矣。

曰王氏之定浮沉,其失原在于经之阴阳;王氏之定胃气,其失又在于位之上下也。盖胃气之胃,非脾胃之胃。脾胃之胃,气止一经,固可以中名之。若胃气之胃,则通该六经,如《经》谓春微弦,夏微钩,秋微毛,冬微石之云者,其气岂一经之所能专者哉?非一经之所能专,则其位又岂一中之所可取也哉?吾尝细求夫一身之经络与夫六经之贯串,而知脉理之为神矣。是故天地之为化也,云从下而升,雨自上而降,人身亦然。故观之周身气行,昼之三阳,由顶而足,是气之降也;夜之三阴,自足而顶,是气之升也。阳从上而降,阴自下而升,一日一夜五十周于身,此其性本天然恒久而不易者也。故为□[2]脏腑,是气血之□□所以开荣卫之端,而实即脉理之隐而难见者也。统为荣卫,是气血之流通,所以成脉理之形,而实即脏腑之显而易知者也。其隐显之迹虽殊,而性情之机则一,故于内而居乎上者,则于外必行乎浮;于内而居乎下者,则于外必行乎沉,此其体固天定,而机可类推。故经谓□□□□□□□□□□□□□□□□□□□□□□□□□□□,非敢以一人之见而妄为异同者也。

或者又问:《难经》之取人迎、气口二脉,止从寸两手关前一分,而关、尺二部俱不与者,何哉?

曰:古人立法,惟从所见。其谓伤寒而紧,现于左者,盖人迎虽左寸而膀

1　王氏脉诀:指托名晋·王叔和所撰《脉诀》。后人或考为六朝高阳生所撰。

2　□:凡用此符号,则示意原缺之字。下同不注。

胱则左尺，通寸至尺，则膀胱之伤寒，又安能隐于人迎哉？伤寒而紧现于右者，盖气口虽右寸，而脾胃则右关。通寸至关，则脾胃之伤食，又安能逃于气口哉？此则主于自寸以及尺泽，而左右三部九候非所论矣。至如《内经》所谓三部九候，自有其法：上部之天以候头角之气，地以候口齿之气，人以候耳目之气；中部之天以候肺，地以候胸中之气，人以候心；下部之天以候肝，地以候肾，人以候脾胃之气。又以头之人迎候阳，手之气口候阴。此古法也，今虽不同而法俱存。学者能并而参之，方知邃古神圣，其见融，其理备，虽气血渗漉于筋骨之微者，无异水行乎地中，而关窍昭著于心目之前者，殆若星罗乎天表，或左肱而起右臂之沉疴，或涌泉而下顶门之浮气，周旋珠活于走盘，直切毂轻于驰阪，人惊其妙之难及，而未识其来之有自也。有志之士，幸共勖焉。

或问：中气调理，其平时法当何如？

曰：尝闻罗念庵[1]先生登科后，以病告归。知留都有老翁百二十余岁，进而问之，老翁曰："公面黄体怯，此通服秦当归之故。盖川归根多而细，能补脾血；秦归根少而大，入脾气，重致不辗转，多服则必作疾。此非药饵可解，惟调饮食尔。"时念庵先生每食多有所忌。老翁谓曰："古人置立饮食，有凉有热，令其自相消化。如酒热茶凉。若专一味，则势必偏胜。若并用之，则彼此均适矣。人于一切食物，俱不宜捡择，惟少进，勿多，则中气和美，待至三年，体即可全愈矣。"念庵先生依之，刚至期月，而气充体胖，精神亦倍。又闻近溪先生[2]家尝有一婢，年将三十，头项起核七八枚，老夫人欲以火灸，先生止之曰："人生疮疖，此处亦多作核，久当自散，不必治也。"夫人从之，止命善进饮食，莫生恼怒。不二年核果无一存者。又一仆，年四十余，少伤酒色，感风咳嗽，每年至秋即咳甚，甚或终夜不寝。医者既多与丸散，又戒其酒肉，仆不胜苦甚。先生为却去医药，强进酒肉，且责以董治家事，不容休歇。如是半年，至秋不觉渐减，仆感而遵奉，不三四年而作壮。夫先生与老夫人目而笑云："此辈若付之医人，则当久归泉下矣。"是皆饮食调中之功，敬与爱身君子共之。

1　罗念庵：即罗洪先（1504—1564），字达夫，念庵其号。江西吉水人。嘉靖八年（1529）中状元，为著名学者、地理制图学家。

2　近溪先生：本书后萧重熙后叙亦提到江梅曾治"近溪罗公"，此即明著名学者罗汝芳（1515—1588），字惟德，近溪其号。江西南城人，为明中后期著名哲学家、教育家、文学家。

或问：饮食之有益中气固多矣，若性情之于中气，亦果然耶？

曰：心为身之主宰，其气血之体，自属管摄。而心为身之神物，其转旋之机，尤极微妙，是又有超出乎药饵饮食之外者矣！□□□予前在南京，曾遇广东杨贡士者，居常喜笑谈，数起游衍吟哦，不欲久坐。叩之则曰：此得之异人，可却疾，且能长年。因道乃翁年七十得瘫缓，足不能移，医谓必不起。窃自思之，可以法而愈也。每乘暇则于外厅设嬉戏玩好之具，请乃翁出视之。翁意兴欲动，则以婢仆掖之而行止，玩且谑，非倦甚，不设坐席，自是日以为常。初觉艰难，久渐轻易，不一年而病即去体，时年将九十，尚无恙也。予又闻南城萧贡士，因读书山房受湿，得筋缩病，左足视右短殆寸余，行履殊不便。遍求医药，更无一效。偶暇日熟睡外室，婢仆以急事相报，萧疾趋而入，周旋久久，竟未觉知。逮事定乃憬然回想，比及较之，则两足如一矣。又闻范秀才晚出子也，父母年俱六十，得患瘫疾。父双足莫步，母双手莫持，将二年矣。其子初与贵人议婚，贵人携女之京，久候不归。一日忽至，而其家初不知也。邻人见者，及门叫报，未暇及详而去。其母惊喜不胜，走觅叫者不获，乃忙迫牵婢衣而出，直至道旁。其父孤处无依，亦嬉然扶壁渐前。俄忽至母所，见母遽伸手相与扶掖，笑问"若何能然"？母亦失声答曰："若独不思何遽至兹大门外耶？"二人之疾，顷刻而愈。后父更寿十年，母更寿二十年。此则性情之有关中气者也，惟善体认者妙用之。

或问：前辈欲调脾胃者，制枳术丸一方，近世多叹甚妙，且缙绅士夫尝服之，君亦留心乎此否耶？

曰：某亦习闻其说，但窃有疑焉。丹溪尝云脾胃之性，惟与饮食利宜，故人虽久长不厌。若草木之药，气味粗劣，入口鲜不作难。虽白术少为甘淡，如枳实则尤粗劣之甚而难入之尤者，其咽未下，气已索然，是果可长食哉？况体既和平，美其饮食而节约之，血气当自生长，原又不必更为此也。若曰今人放肆者多，鲜克自加节约，则脾胃之中气，夫安能悉如其常而不伤哉？此诚不容不时用药饵而资助之矣。殊不思饮食所伤，得之煎煿而热者，固亦有之。其得之醉饱过度，生冷犯寒者，则十常八九矣。且土性喜暖，煎煿虽伤，气犹从顺，顺则重而亦轻。醉饱生冷，是逆以犯顺，逆则轻而亦重。所以扶中气者，将求其运化，兼之以纳受，苟非辛香温暖，又何以开通而起发之也哉？今之论者，以胃阳主气，气常有余；脾阴主血，血常不足。热药入胃，则胃火盛而脾阴消，致令冲淳之体，变为干枯之患。是则又有说矣：盖吾人一身，全资饮食。饮食嗜好，全资胃气。《经》云："饮食入胃，游溢精气。"精气者，甘美精粹、滋味畅快之气也。其气先输乎脾，次上乎肺，通调水道，以泄膀胱，是其经虽为阳，而所化则皆阴也。且火能生土，胃必爽朗，脾方活泼，机元相助，奚虑其相伤哉。故过凉之剂，胃虽非所甚恶，然最先输脾，脾之所损必多；过暖之剂，虽胃亦所庆快，及夫一入脾经，则六经皆其所益矣。至于病者之胃，能饮食而肌体衰瘦，是阳火消阴之说，似亦有据，殊不知三焦失职，则邪热浮动，六经皆致枯涸，奚止脾土之不实肌肤也哉？又岂关胃阳之消烁脾阴也哉？况制枳术者，谓枳实之性，冲墙倒壁，故以白术主之。独不曰胃气几何，能日禁冲捣之剂，而二两之白术，又何能制一两之枳实哉？故窃谓此方之在脾胃，无病则正气陡受其损，有病则邪气虽藉其功，但当戒谕养生者，寻常饮食少茹乎煎煿，调理药品勿加乎辛燥。至于有病之时，则脉有阴阳，又难执论。其枳术一方，惟饮酒气盛痰多者，少佐以黄连解毒等剂，宜间茹之，似非人人长服之妙剂也。深于道者，敢就正焉。

或问：善调理者，饮食药饵，但宜先于中气。若先正补阴之论，与所制丸剂，则有不然者，岂更别有说耶？

曰：先正本论，尽为详悉。其于肾水似所宜，然但肾在身中，其位最下，即投以药，岂能遽达？必茹纳于胃，运化于脾，如《经》言精气游溢，上输乎肺，下通乎肾也。今观所列药品，不惟味苦性寒，损伤胃气，亦且质柔气□□□□□□□弱，凝滞脾阴，胃损脾滞，夫复何济？误服燥热过甚，津液焦枯，肌肤烧烁，一接清凉，兼之滋润，受纳之腑既宜，运化之脏亦快，其取效未必不捷。至如病久阴虚，火从下起，其真气已为无几，止宜照常温剂投之。所谓补肾不如补脾，清输肺金，水自流贯，其火或可少制。若不顾中气，径多服此，则肠胃滑泄，阴阳俱败矣！借曰"苦以坚肾"，其可得乎？今医不识风痰咳嗽，理宜清解；胸臆满闷，法贵开舒。至于饮食不甘，肠胃不快者，亦复强与服茹，甚则广为制造，但遇自爱调摄者，不论未病已病，一概施之，谓可以长用，且能预补，不知滞泥膈中，久而难化。寒苦之性，大戾冲和。倦怠日减乎精神，惨戚或凝为酸痛。即不大患，所损甚多。若英禀非孱弱类者，又不必更茹此也。卫生者宜慎用之。

或问：气无补法，古有是言，其理亦果然乎？

曰：诚哉，有是言，亦有是理也。盖所谓气者，元神祖气也，根于妙凝，不容增减，惟保合顺承，自足以立命而生身矣，夫岂人力之可为、药力所能到哉？至如五行相资，脏腑互应，内接冲和，外投饮食，于是气为阳、为卫，而统运乎血之表。血为阴、为荣，而潜行乎气之中，遍达周身，循环以成脉络，洋溢满腔，开利而通水道。是则和暖之气，不免有盛而有衰；津液之血，不免有涸而有盈也，又安得谓无补法哉？但其为病本有阴阳，脉之固宜精详，药之岂容浪漫！

今世谓血气之病最难愈者，莫如腹胀积块，皆谓其有余而不可补也。予尝治沙镇梁氏妇，年四十余，因隔岁夫病危甚，复以家累，故忧郁劳苦，致患腹胀膈喘，皮现青筋，脐突脚硬，不能倒床者五月矣。脉之沉细，遂以峻补大剂投之，服五六帖而喘定，再数十帖而腹消脚退，及七十帖而其病脱然全愈。

又治永城陈氏妇，年四十八，先以失足腰疼，愈不二三日即作，嗣后畏闻声响，身大汗，且恶寒，重裍密帐，绵衣三四重，尤群婢手护之，兼近烈火，乃能度日。时经血忽止，脐下坚凝一块，大如伏龟，上界一脉，按之至数，与手相符，大若食指，其两手脉则沉细无力。即用热品微下之，以疏启其中。寻易以峻补，不二三剂而汗止，再服而惊悸定，衣被减，惟腹块如旧。逮以峻补重剂，投至二十余帖，其块自消而精神复故，虽经水亦复行矣。□□□□□腹胀之症，亦云每每用补而取效。《脉诀》谓满病虚小者不治，然予治数人皆沉细，而投大补辄瘥，信知脉贵有神，不在洪小。治宜中的，切戒孟浪。气无补法一言，慎勿固执也。

或问：药缘症该，症以脉知，审而投之。古人往往定有专方，恐非所以为典要也。

曰：古人治症，往往立有定方者，有二义焉。一则示夫后学，以身现何症，则治当何法，药当何品，是则六经各各有属，而千古不易者也。此一义也。亦有随所遇之症，立所治之法，用所宜之药。是虽六经各各有属，而一时应变不同者也。此又一义也。学者一概施之，不惟拂经络之理，亦且背古人之意。须细察脉理，因时制用，于二端之情，常变不偏，乃为得之也。即如翻胃之症，在人九死一生，甚是难治。所以难者，以其不得而入之，则又安得而行之也哉！然能细察症情，则法亦未必无法，方亦何必拘方，盖尝试之矣。

　　尝治一妇，病□□□□□□□□翻胃逾月矣，一切物俱莫入，惟好茶，啜之不吐。于是诸医遂猜谓中实，多用清利之剂，症则益甚。予师脉之，见其两手俱沉细，而又与茶宜者，虚炎上浮故也，遂用峻补剂，投之即纳。及渣[1]再煎，而其吐犹故，二日再进亦然。诸医及本家疑药为未便。予师曰："滓盖力薄，正不胜邪也。"遂用大剂急服，不惟吐即告止，而病亦遂去焉。

　　予尝治建宁廖氏妇者，素禀甚虚弱，月事不以时行，兼得前症且两月余矣。予脉之，弦细而滑。予度胃作此疾，有热浮而津涸中虚，如前妇所遇之茶入而受者是也，亦有郁甚而中积余血痰水为祟者，如此脉弦细滑之类是也，非塞因塞用不可。乃乘吐时，更药以大吐之，得恶汁盆余，皆痰血相混。吐后投以补品辄受，而饮食亦进。逾二三日，更易以硫黄等峻味大补，不惟吐止而精神倍，抑且经调而遂娠孕矣。因知虽此一症，而变态不常，非脉之详而见之透，又何以得其情而奏厥功也哉！

　　或问：君谓制方之法古多从简矣，若果明知药性如东垣者，或亦不妨于多多而益善也。

　　曰：闻诸丹溪固有是言矣，但以鄙见论之，君一臣二，政令乃行，并后匹嫡国鲜不乱，何者？权切忌于傍分，而机尤贵于慎密也。故今治病者，惟患诊视之际，其阴阳之见有未定尔。若病症之见既定，而药性之辨尤明，则热以寒而攻之，寒以热而攻之，比较力量之强弱，而多寡适停；忆度机关之坚瑕，而增减的当。则轻勍敌之勇者，正须驰单骑以摧锋；而倍士卒之气者，尤宜勤主将以亲督。庶精神无顾望之怀，弹压有山岳之势，善战取胜，端必由之。然则制方者，品其可以不寡而数，其可以不重耶？又尝观之云游之士，其所挟海上奇方，而郊野之夫，其所寻草木生药，往往止以一品而即取效，此亦从寡、从重之明验也。

　　或者又曰：古人之制如七方，有大小缓急奇偶复之不同，又有十剂，如宣通补泻轻重滑涩燥湿之互异，然则其法可尽废欤？

　　曰：古法何可废也！盖君臣佐使，原不可少。今日为是辨者，正以为君者，宜重其权。欲重其权，则味奚容以不专？为臣等者，宜顺其令。欲顺其令，则分奚容以不亚？即古七方、十剂，其定味最多者不过八九。若

_____

1　渣：原作"查"，下文有"滓盖力薄"语，则此"查"即"渣"也，因改。下同径改。

后世之方，任意出入，甚至十余味者有之，二十余味者有之。又甚至下行者而又兼之以上升，补助者而复添之以疏泄。主治之味无几，而补经之品纷如。不思煎熬既成，液共一掬，其味之滋润，气之熏蒸，六经与胃，一时俱遍，惟或喜或恶，少有差殊耳，岂能悉如人意而各各指分也哉！学者能知中宫运达之速、脏腑区分之难，独于阴阳之微，细心分别。即一念之疑贰，不敢容于攻补之法，张胆施为，即一品之依，违不忍杂，如是则药虽未投，胜已先决，何方之不可制，而何疾之不可瘳也耶？愿同志者其共勉之。

或问：《经》曰：通天者，生之本。故医探运气，求端于天也。夫木火土金水为五运，风热暑湿燥寒为六气。夫五运者，即位定之五方；六气者，即时行之六候，合天地而言之者也。而《经》独谓通天者何哉？

曰：医之为道深，莫深于运气，要亦莫要于运气也。故古人云：治病而不知此，是即渡海而忘问津，其能有济哉？但推运气二端，其位之相次于卜者，虽各不同，然定体不易而为主。其甲己、乙庚、丙辛、丁壬、戊癸，互化而为运；子午、丑未、寅申、卯酉、辰戌、己亥，通变而为气。其变化之推迁于上者亦各不同，然识用常行而为客，知运气之用施于天，则求端于天之意自明矣。故天为群物之祖，地虽大，亦物也。天统乎地，物固不足以逾神，故曰时应则顺，客胜则顺，相得则微，是上临下也。气均化平，民乃康宁。若曰时否则逆，主胜则逆，不相得则甚，是以下加上也。气有胜负，民有眚灾。夫维胜则以所胜，侮所不胜，寡于畏也。夫维负则所胜者轻，而侮之所生者。仇而复之，谓之气迫也。故阴阳动静。不可相偏；往来多少，不可相越。机之所起，物之所生。无致邪，无失正，无伐化，无违时，此则天地之所以敷化于民物者也。必先岁气，无伐天和，无失天信，无逆气宜。经络以通，血气以从，复其不足，与众齐同。养之和之，静以待时。是则人物之应化乎天地者也。

或曰：天下古今智者少，而愚者常多，是应化之未必体之于人。四时八节，顺者固多，而逆者亦不少，是敷化之未必尽之于天也。然生生不息，万世不易焉，何哉？

曰：此则天地微机，本难显露，然其端亦可类推而见也。今夫一年之气，最可畏而易犯者，莫寒暑若也。然寒不甚，则春宣无力；暑不酷，则秋收无力。四季互为之用，故寒暑当令，亦不伤人者，职此故也。运气以六十年而周其间，寒燥互相变化亦似一年[1]四季，然者生克有数，岂尽为灾？要之，圣人详悉而昭示于万世者，原非为天气之不齐，正求人事之相济尔，是之谓圣神之征机，于今亦不辞于尽露也已[2]。

---

1 年：原作"大"，据文义改。
2 之征机……尽露也已：此13字乃在下一叶，其叶号"又二十八"，说明乃后补插入之叶，仅红叶山本独有。

卷之二[1]

---

1 二：此字不规范。该卷标题字体明显不同于正文，疑为后来剜改。

脉理阴阳要语

　　夫人之生也，阳精阴血，妙合成形。始于结胎，终于归藏，无一息之不运。微而心智，粗而皮毛，无一系之不属。要皆阴阳二气为之敷布流衍者也，故概而论之。首阳足阴，背阳腹阴，肉阳骨阴，气阳血阴，腑阳脏阴。细而求之，脏腑之经络，又各自有阴阳；而脏腑之阴阳，又各自有多寡。其所以审虚实、察淫侵、决生克，而籍以行治法者，脉也。故即一脏病宁，能无有伤气而未伤血，或伤血而未伤气者乎？即一腑病，亦宁能无有伤血而未伤气，或伤气而未伤血者乎？既有所伤，而脏腑之脉当别。何者为阳腑所伤之脉属阳？何者为阳腑所伤之脉属阴？又何者为阴脏所伤之脉，此为属阳，此为属阴？阴阳之脉理既明，斯虚实之病症自别。《经》云：浮、大、洪、数、动、滑名阳，沉、细、涩、弱、弦、微名阴。阴病见阳脉者生，阳病见阴脉者死，此恒久不易之论也。然浮而濡、大而虚、数而短、动而散，非阳中之阴乎？沉而牢、弦而紧、微而伏、涩而结，非阴中之阳乎？有阴必有阳，有无必有有，未有有天生而无地成之者也。故外感之脉忌沉微，而内伤之脉忌短数，反乎阴阳者也。且至虚有盛候，大实有羸状，疑似之间，生死之判。如脉不应指，寻之至骨，其来弦细，此为实火。火郁其气，当开郁散火，使气得以舒畅。若脉浮取，鼓盛而甚，此其气大虚，当峻补其气血。借曰坚弦之脉，多属□□□□□□□□□□□□反治立死。夫阴阳之不相离，物理天然。观之水火，水阴也，而摧山激石，其用则阳；火阳也，而通隙穿窍，其体则阴。火外明而内暗，水外暗而内明，岂可谓火阳而无阴，水阴而无阳者乎？人能于脉理之阴阳，其统体既以详明，而又能细察乎阴中阳、阳中阴，以是而决生死、起沉疴，即持弓审鹄[1]，鲜有不中鹄者矣！故举前一隅以为例，则三隅可类推，贵学者善思而自得之，非颖楮所能悉，亦非执古方脉诸书，可以按图而索骥者也。

病症阴阳要语

　　夫天地之气，运候而异；委风土之变，南北而异。宜寒暑之节，壮弱而

1　鹄：原作"固"。详文义，"固"乃"鹄"之音误，因改。

异受，故有异疾而同疗，殊剂而合效者。以病症阴阳之情得之也。若阴阳之候不明，斯虚实之情必紊。或混寒热于一掬，或用补泻而乖张。譬则瞽者宜行，适南而北，适燕而齐，欲其行之赴家，病之获廖也，鲜矣！故病症贵别阴阳。《内经》曰：夏秋病阳，冬春病阴[1]。阳病始于温，盛于暑；阴病始于清，盛于寒。阳受风气，阴受湿气。阳病发于血，阴病发于骨。邪入于阳为狂，入于阴为痹。阳气胜阴故热为烦满，阴气胜阳故身寒如冰。阴盛则下虚为阴厥，阳盛则上逆为阳厥。太阳厥，头重胻仆；阳明厥，颠妄；少阳厥，聋、颊肿、胁痛；太阴厥，腹满、足胀、呕；少阴厥，口干、心痛；厥阴厥，泾溲不利[2]，阴缩，挛急。阳胜则热，阴胜则寒。重寒亦热，重热亦寒。此火极似水，水极似火也。热厥阳胜，寒厥阴胜。寒则皮肤急而腠理闭，筋挛骨痛而气不行；热则皮肤缓而腠理开，筋驰骨消而汗大泄。气盛身寒，伤寒。寒伤形。气虚身热，伤暑。暑伤气。阳病头痛、项强、身体苦痛；阴病头重、腰痛、肢节酸疼。阳病口渴引饮而或干呕，阴病口苦不渴，不欲咽水而多吐。阳病声壮，身着床，非扶不起；阴病声嘶，身倦怠，软弱如绵。阳病面赤，阳结面惨；阴病面惨，阴竭面赤。寒则气上逆而不食，热则消谷善饥而多食。内伤诸症，腹中不和，口失谷味。外感诸症，腹中必和，能知谷味。掌中热者腹中热，掌中寒者腹中寒。内伤诸症手心热，手背不热；外感诸症手背热，手心不热。中热则便热，中寒则便寒。身大热反欲近衣，热在外而寒在内；身大寒不欲近衣，寒在外而热在内。内伤诸症，居露雾中，遇大暴风反不恶，惟门窗中些小贼风则恶之，无论时日，每每皆然。外感诸症，其恶风寒，稍似裸体，便不能禁，虽重衣厚幕、逼近烈火，终不能御其寒。一日一时，增加愈甚。阳虚外寒，上焦不通而作战栗；阳盛外热，玄府不通而为汗闭。外感诸症，沸沸发热，发于皮毛之上，如鸟羽之拂，或有汗或无汗，明其热之在表也。阴虚内热，而胃气熏胸；阴盛内寒，而厥气上逆。内伤诸症，蒸蒸燥热，发于肌肉之间，扪之烙手，明其热之在内也。厥气上逆者下虚，寒而气不纳也。阳腑病则欲得寒，又欲见人；阴脏病则欲得温，恶闻人声。腑病仿佛贲向，上下流行；脏病止而不行，不离其处。以上论外伤、内感阴阳。

寒伤形，热伤气。气伤痛，形伤肿。先痛而后肿者，气伤形也；先肿而后

---

1 夏秋病阳冬春病阴：《素问•金匮真言论篇》云："冬病在阴，夏病在阳，春病在阴，秋病在阳。"此下之文亦据《素问》不同篇之文，化裁而成，故无法施用引号。

2 不利：原脱，据《素问•厥论篇》补。

痛者，形伤气也。风胜则动，热胜则肿，燥胜则干，寒胜则浮，湿胜则濡，理固然也。前数语兼论外科阴阳。

凡阳病则动，阴病则静。阳病有进有退，阴病无进无退。阳病多实，阴病多虚。阳厥则实而实，阴厥则虚而虚。精气盛固实，邪气乘亦实，邪实也，属阳；精气夺固虚，邪气退亦虚，邪虚也，属阴。此病症阴阳大都，而内伤外感之辨焕，若日星即有未详，仿此类推，故后诸症方略，亦特举阴阳为言，而各各所现之症候，忽[1]万状，心非不欲枚数，实有难于枚数也。惟推广是法，以别各症阴阳。孰为阳而有余？孰为阴而不足？又孰为阳而不足？又孰为阴而有余？若腰痛由水少病咳，自火多之类。如辨黑白，如别妍媸，了然自判。《易》曰："一阴一阳之谓道。"呜呼！尽之矣，请自悟之。

治法阴阳要语

夫医之于疾，若老吏断讼。古方书犹律令，所谓案也，顾所取裁不迁于成，而医也宜导药理，维尽诸症。《子华子》曰"药者瀹也"，言有疏也。纂绪而达其变，会要而参其全，不可以执而必曰古方。古方过矣，世人执古方以合病者，其殆未知治法之阴阳者乎？

盖治病之法，随其症之阴阳而补泻之。病为有余者，阳也，而治用汗、用下、用吐者，皆泻也，皆法之属乎阳者也。病为不足者阴也，而治用和解、用分消、用温补、用峻补者，均补也，均法之属乎阴者也。惟中气之关于人身也为甚重，而治法之固乎中气也为最先。次则审其人之素禀强弱若何，并平日饮食起居若何，与今时所现之症、受病之源若何，合是三者，与脉理之阴阳而互相参究对同焉。其有未同者，展转细察，不得于此，必得于彼，而阴阳之辨，自真于是。即阴阳之中，又权其轻重标本，而先后缓急治之。或急补阳以长阴，或先滋阴以平阳。或泻表而或泻里，或峻补而或平温，或从正治，或从权治，或从变治，而以数法妙用，斡旋于一心。制其过，但取其平；诛其暴，必欲其已，乃为得之也。

故病在高者，因而越之，上取而吐。用瓜蒂散、栀豉汤之类。病在下者，引而

1　忽：据文气，此下疑脱一"忽"字。

竭之，下取而利。用承气汤、陷胸汤之类。中满者泻之于内，内取而解之。如泻心汤、十枣汤之类。有邪者，渍形以为汗，外取而散之。如病入里之、入[1]表之者，麻黄附子细辛汤之类以渍发之也。在皮者，汗而发之。麻黄桂枝汤之类。剽悍者，按而收之。怯则重剂以镇之，滑则涩剂以收之。治热以寒，治寒以热；治温以清，治清以温。发表不远热，以热剂汗之。麻、桂之类。攻里不远寒，以寒剂下之。硝、黄之属。凡此数者，皆正治法也。

其病在上者取之下，下取而利，或不利而用降。病在下者取之上，上取而吐，或不吐而升提。病在中者旁取之。或上下分消，或左右药熨。热因寒用，热为寒格，而热剂冷服。寒因热用，热病寒剂不入，用酒气热引。塞因塞用，如中满下虚，乃疏启其中，峻补其下，少服则资壅，多服则宣通。通因通用，如大热内结，注泻不止，以寒下之，食积便痢；以丸下之，寒积内凝。久痢泄溏，愈而复发，连历岁时，以热下之，寒热结散，积消痢止。有先病而后生中满者，宜先治中满，谓其急也；或病中满而二便不利者，又宜先治二便，谓其尤急也。凡此数法，皆从权治也。

其治热以寒而复热者，宜取之阴，强肾而心平；治寒以热而复寒者，宜取之阳，益心而肾平。其治中必僭上，补火必涸水，治肺必防脾，治肾必防心，宜监制之。治表宜及里，治此宜及彼。主治者多而及之者少，宜佐使之。凡此数法皆从变治也。

有服寒而反热，服热而反寒者，犯其王气，是以反也。王气者，四时气王之月也。不犯王气而反者，五味入胃，各归其所喜攻。久而增气，物化之常也。如黄连性寒味苦，苦多入心，久服心盛，实而不寒，故云服黄连不寒，正谓此也。《经》云"必先岁气，岁气者，正王气也。毋伐天和"。凡用药不论补泻，俱要按春夏秋冬、升降浮沉之理。升降浮沉则顺之，热毋犯热，寒毋犯寒，无者生之，有者甚之，此圣人奉若天道、立德立言之至理。春防风、升麻；夏黄芩、知母、白芍；秋泽泻、茯苓；冬干姜、肉桂。然势有不然者，又宜从权从变以处治。其病与药，宜倍[2]当倍用，以应天时。倘病与药忤，必宜禁用，以寿民命，慎毋固执以伤生。所谓神而明之，存乎其人，又孰非圣经乎。

---

1 入：原为空格，乃脱字，据上文格式补之。
2 倍：原作"信"，据文义改。

且也气虚发厥，血虚发热，厥者，手足冷也。气属阳，阳虚则阴凑之，故厥血者阴也。血虚则阳凑之，故发热也。夫气虚发厥者，人固知补阳而多用温品；血虚发热者，人亦知补阴而反用凉药，殊失阳生阴长之理，昧金水化生之源。三焦之热未除，而中寒之敝顷生，信当用温养血气之药以补阴，若黄耆建中汤之类。若柏、知、芩、连等剂，非所宜也。其病实热者，极而手足厥冷，所谓热深厥亦深，必当用凉药，而温药又非所宜，须以脉别之。此毫厘之症，最为难辨，而伤生之祸，莫此为速，慎之慎之！

先正有言，面白人不可饮酒，以酒耗血；又不可用发散药，以中气本虚而又亏之。面黑者不可用黄耆，以中气本实而又补之。此亦非变通之论也。病当表则表，病当补则补，乌可执面色之黑白以为凭据而禁用补泻乎？是与因哽而废食者等矣。至人治病，必量人体之虚实，察病势之大小，药力因之而轻重，必求其所因，伏其所生。譬由火也，人间之火，遇草而爇，得木而燔，可以湿伏，可以水灭。疾之小者似之，而疾之大者，则若神龙之火，得湿则焰，遇水则燔。当随其性而升降之，乌可以伏之灭之也？故昔人精于斯者，术多中的，而声名冠当世。时人为之语云："藏用檐头三斗火，陈承箧里一盘水。"盖叹之也！藏用姓石，蜀人；陈承，余杭人。治病者贵会而通之。孟夫子曰：执中无权，尤执一也。斯言要矣，神明急焉。愿同志者思集大成可也。

药性阴阳要语

夫药，古云"一君、二臣、三佐、四使"，其意以谓药虽众品，主病者专在一物，其他则节级相为用，大略相统制，如此为宜，不必尽然也。所谓君者，主此一方，固无定物，惟期当病焉已矣。苟当于病，即一物甚捷，何必众多。《药性论》乃以众药之和厚者定为君，其次为臣，为佐，有毒者多为使，此谬说也，是不知药性之阴阳者也。假如欲攻坚积，则巴豆辈岂得不以为君乎？故职医师者，欲处方疗病，当先明辨乎药理，晰之精，考之确，而用以疏涤邪秽、补益气血，乃无左于病也。然万物众多，总之不离乎气味。而气味混淆，要之不外乎阴阳。其轻清成象者本乎天，重浊成形者本于地。气味辛香发散为阳，气味酸苦涌泄为阴。气为阳，气厚则阳中之阳，气薄则阳中之阴也。故薄则发泄，厚则发热。味为阴，味厚则阴中之阴，味薄则阴中之阳也。故薄则通，厚则泄，其阳中阳者，气清而又清，善发腠理。若清而浊则实四肢。其阴中阴者，味浊而又浊，专走五脏。若浊而清，则归六腑。故辛散、酸收、淡渗、咸软、苦泄、甘缓，此五味之能也。酸为木化，咸因水生，苦因火成，甘缘土产，辛由金致，此五脏之情也。以气味之能而调养脏腑之情，此圣神因病而议药，药定而方成之大法也。《内经》曰"形不足者温之以气"，温其卫气而肤体自充肥矣；"精不足者补之以味"，实其脏腑而津液自生长矣。然考其归脏腑之病情，又不过乎风热湿燥寒之胜负，而药品之物曲，亦不出乎寒热温凉平之气味。病为寒、为寒湿、为风，阴也，而以温热之药治之，阳攻阴也；病为热、为湿热、为燥，阳也，而以寒凉之药治之，阴平阳也。人徒知药之神者，乃药之力也，殊不知乃用药者之力也。人徒知辨真伪识药之为难，殊不知分阴阳用药之为尤难也。古之上医，善察脉识病情，知病与药宜，惟用一物攻之，气纯而功速，明乎阴阳者也。今人不善为脉，以情度病，多其物以幸其功。不知阴阳者也。譬猎不知兔，广络原野，冀一人获之，术亦疏矣。一药偶得它味相制，弗能专力，此难愈之明验。今故为之分门列治，而以寒热温凉平之性注于下，附以十二经络脏腑病情药性于后，惟求乎阴阳之不杂，庶几可以立方而疗病也已。

治风门

风自外入，以郁正气，故治风多行气开表药。风入久变热，热生痰，又宜用祛风化痰药。热极生风，风能燥液，又宜用清热润燥药。

行气开表药

羌活 苦、甘、辛，性微温平。	独活[1] 苦、甘、辛，性微温平。
防风 甘、辛，性温。	麻黄 苦[2]、甘，性温。
荆芥 辛、苦，性凉。	细辛 大辛，性温。
白芷 辛，性温。	川芎 辛、甘，性热。
藁本 辛、苦，性温。	升麻 辛、苦，平、性微寒。
薄荷 辛、苦，凉、性寒。	干葛 甘、苦，性凉。

---

1 独活：此下性味原作"同上"，乃按竖排而言。今版式已变，为免误解，均按其原指示，复制相同文字于后。下同均按此处理，不再加注。
2 苦：原作"舌"，据字形及文义改。

紫苏 辛、甘,性温。　　　　　　天麻 辛、甘,性平。

秦艽 苦、辛,平、性温。　　　　蔓荆实 苦、辛,性微寒。

威灵仙 苦,性温。　　　　　　　枲耳实 苦、甘,性温。

连翘 苦平,性平、微寒。　　　　牡荆实 苦,性温。

恶实 辛、苦,性平。

祛风化痰药

皂荚 辛、苦,性平。　　　　　　黎芦 辛、苦,性微寒。

天南星 辛、苦,性平。　　　　　瓜蒂 苦,性寒。

蝉蜕 咸、甘,性寒。　　　　　　何首乌 甘、苦、涩,性温。

全蝎 甘、辛,性温。　　　　　　牛黄 苦,平、性凉。

白附子 甘、辛,性平。　　　　　虎骨 辛,性平、微寒。

僵蚕 咸、辛,性平。　　　　　　白花蛇 甘、咸,性热。

乌梢蛇 甘、咸,性热。　　　　　川乌 辛、咸,性热。

石南 辛、苦,性平。

清热润燥药

菊花 苦、甘,平、性寒。　　　　木贼 甘、微苦,性平。

密蒙花 甘,平、性微寒。　　　　白薇 苦、咸,平、性寒。

五加皮 辛、苦,性温、微寒。　　蒺藜子 苦、辛,性微寒。

天竺黄 甘,性寒。　　　　　　　青葙子 苦,性微寒。

巴戟天 甘,性温。

主治各经风药

肝 川芎　心 细辛　脾 升麻　肺 防风　肾 独活　胃 升麻　大肠 白芷　小肠 藁本　三焦 黄耆　膀胱 羌活

治热门

热与燥皆属阳,故治热多阴药,宜与治燥门通看。有郁火宜发散,火郁则发之,升阳散火也。又宜用风门药。

治上焦热药

黄芩 苦,平、性寒。　　　　　　栀子 苦,性寒。

山豆根 苦,性寒。　　　　　　　沙参 苦、平、性微寒。

玄参 苦、咸,性寒。

升麻 甘、苦,平、性微寒。

前胡 苦,性微寒。

青黛 甘、苦,性寒。

桔梗 苦,性寒。

治中焦热药

黄连 苦,性寒。

连翘[1] 苦,平、性平。

胡黄连 苦,性寒。

葛根 甘、苦,性凉。

香薷 辛,性微寒。

玄明粉 咸、苦、辛,性寒。

石斛 甘,性平。

滑石 甘、淡,性凉。

茵陈蒿 苦、辛,平、性寒。

石膏[2] 辛、甘,性寒。

大黄 苦,性大寒。

羚羊角 咸、苦,性寒。

芒硝 辛、咸,性寒。

犀角 甘、辛、咸,性寒。

淡竹叶 苦,性寒。

治下焦热药

檗木 苦,性寒。

柴胡 苦,性凉。

草龙胆 苦、涩,性寒。

防己 辛、苦,性微寒。

石韦 苦、甘,平、性微寒。

车前子 甘、咸,性寒。

通草 辛、甘,性平。

地榆 苦、甘、咸,性寒。

地肤子 苦,性寒。

苦参 苦,性沉寒。

秦皮 苦,性寒。

文蛤 咸、苦,性平。

龟甲 咸、甘,性平。

鳖甲 咸,性平。

主治各经热药

肝 气 柴胡;血 黄芩

肺 气 石膏;血 栀子

肾 气 玄参;血 黄柏

心 气 麦门冬;血 黄连

胆 气 连翘;血 柴胡

胃 气 葛根;血 大黄

脾 气 白芍;血 大[3]黄

三焦 气 连翘;血 地黄

膀胱 气 滑石;血 黄柏

大肠 气 连翘;血 大黄

---

1 翘:原作"乔",乃俗写,今据此药正名改。下同径改。

2 膏:原作"羔",误名,今据此药正名改。下同径改。

3 大:原误作"天",据字形、性能及大黄正名改。

小肠 气　赤茯；血　木通　　　包络 气　门冬；血　丹皮

主治各经痨瘵发热药

肝 气　当归；血　柴胡　　　心 气　生地；血　黄连

脾 气　芍药；血　木瓜　　　肺 气　石膏；血　桑白皮

肾 气　知母；血　生地　　　胆 气　柴胡；血　瓜蒌

胃 气　石膏；血　芒硝　　　大肠 气　芒硝；血　大黄

小肠 气　白茯；血　木通　　　三焦 气　石膏；血　竹叶

膀胱 气　滑[1]石；血　泽泻

治燥门

燥因血虚而然，盖血虚生热，热生燥是也。宜用解热生津药及滋血润燥药。夫燥热皆属阳，宜与治热门通看。

解热生津药

天门冬 苦、甘，平、性寒。　　　知母 苦、辛，性寒。

麦门冬 甘、微苦，性微寒。　　　贝母 辛、苦，平、性寒。

兰草 辛、甘，平、性微温。　　　瓜蒌根 苦，性寒。

梅实 酸，性平。　　　紫菀[2] 苦、辛，性温。

马兜苓 苦，性寒。　　　阿胶 甘、辛，平、性微温。

远志 苦，性平。　　　款冬花 辛、甘，性温。

菖蒲 辛、苦，性热。　　　酸枣仁 酸，性平。

地骨皮 苦，性寒。　　　诃梨勒 苦、辛，性温。

枇杷叶 苦，性平。　　　牡丹皮 苦，性寒。

五味子 酸，性温。　　　淡竹沥 甘、辛，性平。

滋血润燥药

当归 甘、辛，性温。　　　芎藭 辛、甘，性温。

生地黄 甘、苦，性大寒。　　　芍药 苦、酸、微辛，性寒。

麻子 甘，性平。　　　红蓝花 辛、甘、苦，性温。

---

1 滑：原作"活"，据字音、性能及药名改。下同径改。

2 菀：原作"苑"，据该药正名改。下同径改。

杏仁 甘、苦,性温。　　　　　桃仁 苦、甘,性平。

蜀葵花 甘,性寒。　　　　　　槐实 苦、酸、咸,性寒。

柏实 甘、辛,性平。　　　　　郁李仁 酸、苦,性平。

蒲黄 甘,性平。　　　　　　　牛膝 苦、酸,性平。

苏方木 甘、咸、酸,性平。　　　枸杞 甘,性温、微寒。

锁阳 甘、咸,性温[1]。　　　　　肉苁蓉 甘、酸、咸,性热。

鹿茸 苦、辛,性热。　　　　　熟地 甘、苦,性凉、微温。

主治各经燥药

肝 当归　心 麦门冬　脾 麻仁　肺 杏仁　肾 柏子仁　大肠 硝石　小肠 茴[2]香　三焦 山药　膀胱 茴香　心包络 桃仁

治湿门

湿因气虚不能运化水谷而生,宜用补气除湿药。又宜调中消导药,行湿,利大小便药。外湿宜汗散,宜用风门药,风能胜湿也。湿热内生,又宜用热门药,泄热而渗湿也。夫湿寒皆属阴,必宜与治寒门通看。

补气除湿药

黄耆[3] 甘,性温。　　　　　　人参 甘、微苦,性温、微寒。

甘草 甘、平、性生寒、熟温。　　白术 甘、辛、微苦,性热。

茯苓 甘、淡,性平。　　　　　薯蓣 甘,性温、平。

调中消导药

苍术 苦、甘、辛,性热。　　　　半夏 辛、微苦,性生寒、熟温。

旋覆花 咸、甘,性寒。　　　　橘皮 辛、苦,性热。

青皮 苦、辛,性平。　　　　　大麦蘖 咸、甘,性平。

枳壳 苦、咸、辛,性微寒。　　　枳实 苦、酸,性寒。

京三棱 苦、辛,性平。　　　　厚朴 苦、辛,性温。

香附 辛、甘,性温。　　　　　大腹皮 辛,性平。

---

1 温:原脱,据《本草纲目》"锁阳"补。
2 茴:原作"回",据该药正名改。下同径改。
3 耆:原误作"蓍",形虽同而义不同,据该药正名改,下同径改。

神曲 甘，性平。　　　　　楂¹子 甘，性温。

白扁豆 甘，性温。　　　　蓬莪术 苦、辛，性热。

阿魏 辛，性平。　　　　　使君子 甘，性温。

薏苡仁 甘、淡，性平、微寒。　罂粟壳 甘、涩，性平。

槟榔² 甘、辛、苦，性温。

行湿利大小便药

猪苓 甘、苦、淡，性平。　　泽泻 甘、咸，性寒。

木瓜 酸、甘，性温。　　　瞿麦 苦，性寒。

紫草 苦，性寒。　　　　　赤小豆 辛、甘、酸，性温、平。

百合 甘，性平。　　　　　葶苈 辛、苦，性大寒。

牵牛子 苦，性寒。　　　　大戟 苦、甘，性大寒。

芫花 辛、苦，性微温。　　甘遂 苦、甘，性大寒。

海藻 苦、咸，性寒。　　　昆布 咸，性寒。

木通 辛、甘，性平。

主治各经湿药

肝 白术，一云川芎　心 黄连，一云赤茯　脾 白术　肺 桑白皮　肾 泽泻　胃 白术　小肠 车前子　三焦 陈皮　膀胱 茵陈　大肠 秦艽　心包络 苕

治寒门

治寒以热，热药属阳，故治寒多阳药。外寒宜汗散，宜用风门药，寒从汗解也。夫寒、湿皆属阴，又宜与治湿门通看。

治上焦寒药

附子 辛、甘、酸，性大热。　乌头 辛、甘，性热。

生姜 辛、甘，性热。　　　桂枝 甘、辛，性温。

沉香 辛，性温。

治中焦寒药

干姜 辛，性大热。　　　　桂 甘、辛，性大热。

---

1 楂：原省作"查"，据该药正名改。下同径改。

2 槟榔：原俗写为"梹郎"，据该药正名改。下同径改。

高良姜 辛、苦,性热。　　　藿香 辛、甘,性温。

丁香 辛,性热。　　　　　白豆蔻 辛,性大温。

巴豆 辛,性热。　　　　　蜀椒 辛,性热。

草豆蔻 辛,性热。　　　　胡椒 辛,性热。

艾叶 苦,性温、微寒。　　　肉豆蔻 苦、辛,性热。

韭子 辛,性热。　　　　　木香 辛、苦,性温。

莎草根 甘、辛,性温、微寒。　槟榔 辛、苦、甘,性温。

沉香 辛,性温。　　　　　缩砂蜜 辛、苦,性温。

常山 苦、辛,性凉。　　　草果 辛,性温。

紫真檀 辛、咸,性温。　　　郁金 辛、苦,性温、微寒。

姜黄 辛,性温。　　　　　益智子 辛,性温。

白芥子 辛,性温。　　　　萝菔子 甘、辛,性温。

延胡索 辛、苦,性温。　　　五灵脂 辛,性热。

附子 辛、甘、咸,性大热。　　荜澄茄 辛,性大热。

治下焦寒药

附子 辛、甘、咸,性大热。　　沉香 辛,性温。

荜澄茄 辛,性大热。　　　杜仲 辛、甘,性温。

菟丝子 辛、甘,性温。　　　山茱萸 酸、涩,性温。

乌药 辛,性温。　　　　　怀香子 辛、甘,性平。

吴茱萸 辛、苦,性热。　　　萆薢 苦、甘,性平。

补骨脂 苦、辛,性温。　　　巴戟天 辛、甘,性温。

主治各经寒药

肝 气 吴茱萸;血 当归　　　心 气 桂心;血 当归

脾 气 吴茱萸;血 当归　　　肺 气 麻黄;血 干姜

肾 气 细辛;血 附子　　　胆 气 生姜;血 川芎

大肠 气 白芷;血 秦艽　　　小肠 气 茴香;血 玄胡

三焦 气 附子;血 川芎　　　膀胱 气 麻黄;血 桂枝

心包络 气 附子;血 川芎

十二经络脏腑病情药性

心脏　左寸浮以取心，故《经》云"附上左外以候心"。

夫心者，手少阴之经也。心生液血，君主之官，神明出焉。于时为夏，丁火之脏。味喜苦而志在笑，发乃血余，舌为心苗，汗属心液。脉在左寸，是心也。本多气而少血，人静虚者少而曲运者多。愈耗其心，虚寒之病恒必由之。老子云："延年不老，心静而已。"即有病热，多属虚热，血虚而气凌之，其为实热者寡。守真谓心热，语君火本然之性也。予闻心寒，指曲运神机而戕于人者言也。故心实则热，心虚则寒；心静则安，心动则燥。虚寒者怯怕惊悸，健忘恍惚，寝不安寐，盗汗冷痛，清便自可，脉必濡细迟虚。实热者颠狂谵语，腮赤舌干，引饮多言，痴呆昏睡，懊憹痞痛，二腑涩黄，脉必洪数沉实。心盛则热见乎外，口舌生疮，干裂肿痛，多梦笑畏，是谓太过，泻之立已。心虚则热收于内，虚热烦燥，怔忡不宁，多梦救火阳物，是谓不及，补之立已。又或补母而或泻子，或泻以味甘而补以味咸，或补以气热而泻以气凉，俱宜审症而议药，慎勿妄意以伤生。

本经补泻寒热温凉平药品

寒：大黄　牛黄　犀角　知母　竹沥　天花粉　瓜蒌子　山栀子　玄明粉

热：厚桂　附子　檀香　沉香　干姜　川芎　缩砂

温：桂心　藿香　乌药　没药　木香　甘松　川归　细辛　灵砂　茅香　五灵脂　玄胡索　大腹皮　石菖蒲　麝香　赤石脂

凉：黄连　芦根　铅丹　麦门冬　柴胡　前胡　贝母　枳实　淡竹叶　沙参　真珠　丹砂[1]　生地黄　熟地黄　豆豉　代赭石　天竺黄

平：酸枣仁　紫石英　天门冬　远[2]志　小草　自然铜　白石英　白茯苓　茯[3]神　山药　人参　金屑　银屑　玉屑　琥珀　辰砂[4]　朱砂　龙齿　灯心　连翘　甘草　百合　文蛤 敷口疮　铁锈粉 安心志，消舌肿。　冰片 治舌长出不收。

1　砂：原作"沙"，据该药自古多用之正名改。下同径改。

2　远：原作"达"，据字形及原药名改。

3　茯：原作"伏"，古本草亦有用此字者，但其正名多用"茯"，据改。下同径改。

4　辰砂：即朱砂，其后又有一"朱砂"。此二名物种为一，"辰"表示产于辰州，乃地道药。该书多处同时出现此二药名，不明是否意在有优劣之分，姑仍其旧。下同。

东垣报使引本经药

小肠腑

夫小肠者,手太阳之经也。受盛之官,泌清别浊而化物出焉。胃之下口乃小肠上口也,脐下一寸水分,则小肠之下口也。水液入膀胱,滓秽入大肠,故云化物出焉。是经也,多血而少气。脉在左寸而候在人中。《千金》云:唇厚、人中长,以候小肠。病则小肠痛连脐脊,控睾而疼。实则脉实,烦满,而口舌生疮。或尿血而血淋,久变成膏淋、石淋;妇人赤带。热入大肠为白带。虚则脉虚,懊憹而唇青尿白,或便频而精滑,或为白浊虚疼、小肠疝气,治宜补虚而泻实,或升坎水以沃心火,或降离火而温肾水。药或补以气凉而泻以气温,或泻以味辛而补以味酸,信当活变以曲全,不可刻舟而求剑。

本经补泻寒热温凉平药品

寒:大黄　山栀子　黄柏　知母　葶苈　黄芩　海金沙　苦楝　滑石　防葵　葵子　天花粉　楝实　大戟　屋游　童便　玄明粉　甘遂　白薇　水萍　紫草　凤尾草　昆布　牡蛎　海藻　水蛭　蝼蛄　蛴螬　鼠妇　衣鱼　王不留行

热:荜澄茄　葫芦巴　沉香　附子　蜀椒　吴茱萸　原蚕蛾　秦椒　巴豆

温:麝香　巴戟天　葱白　小茴香　乌药　川归　赤石脂　槟榔　荔枝核　木香　金樱子　益智仁　破故纸　续随子　食盐　韭菜子　白芥子　橘核　八角茴　陈皮　紫苏

凉:石莲子　地骨皮　通草　木通　茅根　麦门冬　白鲜皮　薄荷　泽泻　瞿麦　代赭石　车前子　芍药　扁蓄　枳壳　甘草梢　荆芥穗　酸浆　石燕　楝实

平:石斛　琥珀　灯心　石韦　猪苓　龙骨　小草　榆皮　赤茯　商陆　牛膝　秦艽　百合　萆薢　防己　海蛤　桑螵蛸　蛤蚧　蚯蚓　蝙[1]蝠　胡麻　麻子仁　赤小豆　白冬瓜　桃仁　绿豆　甘草　香附　芫花　粟米

东垣报使引本经药

肝脏 <small>右关浮以取肝,故经云"附上左外以候肝"。</small>

夫肝者,足厥阴之经也。将军之官,谋虑出焉。于时为春,乙木之脏。内

1　蝙:原作"扁",据该动物正名改。

藏魂而藏血，外荣爪而荣筋，泪出于肝，窍开于目。脉在左关而候在两胁。是经也，本多血而少气。人怒则肝伤，肝气郁而不纳血，则血不华色而筋急。肉瞤胁满目昏，往往有之。然实则脉实，两胁痛而目赤肿疼；虚则脉虚，七叶薄而昏泪汪汪。风寒伤木，则一囊遂疼；寒邪入经，则诸疝作痛。或上燥而下寒，或头疼而气厥。寒湿脚气，风热膝疼，是皆可补则补，当泻即泻。或资心火以补肝虚，子能令母实。或抑阳光而泻本实，实则泻子。药或补以味辛而泻以味酸，或泻以气凉而补以气温。信当活若盘珠，不可滞如胶柱。

本经补泻寒热温凉平药品

寒：草龙胆　胡黄连　羚羊角　犀角　磁石　地肤子　山栀子　井泉石　大黄　黄芩　马齿苋　鲤鱼胆　黄柏　空青　秦皮　熊胆　田螺　海藻　滑石

热：厚桂　吴茱萸　川芎　生姜　干姜　良姜　蜀椒目　附子　鹿茸　秦椒

温：芎藭　款冬花　木香　阿胶　陈皮　羊肝　菟丝子　防风　槟榔　乌药　桂心　五味子　大枣　苍术　杏仁　半夏　谷精草　白术　姜黄　川归　白芷　白芥子　细辛　全蝎　乳汁　木瓜　小茴香　艾叶　松脂　槟榔　蟾蜍　枸杞子　酒

凉：柴胡　草决明　芍药　蔓荆子　黄连　菊花　天竺黄　龙齿　生地黄　沙参　前胡　熟地黄　青黛　麦门冬　蝉蜕　楮皮　青葙子　瞿麦　枲耳实　枳实　枳壳　密蒙花　楮实　车前子　荆芥　桔梗　丹砂　真珠　射干　玄参　蜡茶

平：人参　酸枣仁　茺¹蔚子　芡实　辰砂　连翘　白茯苓　薏苡仁　南星　甘草　蕤仁　葶苈子　鼠粘子　乌梅　铜青　独活　海桐皮　海螵蛸　羌活　木通　木贼　白僵蚕　覆盆子　文蛤　蝙蝠　杜仲　石南叶　五加皮　蛇蜕　桃仁　琥珀　石决明　铁锈²粉　胡麻　小麦　灯心　白花蛇　赤小豆　白蒺藜　青皮　蛴螬汁

东垣报使引本经药。

1　茺：原作"充"，据该药正名改。下同径改。

2　锈：原作"秀"，据该药正名改。下同径改。

胆腑　左关沉以取胆,故《经》云"附上左内以候膈"。

夫胆者,足少阳之经也。中正之官,决断出焉。附肝叶而藏汁,喉咽门而象青。开窍随肝,左关候脉。是经也,少血多气,病则眉倾、口苦而呕宿汁,善太息,恐如人将捕之。实则脉实,风引痫生而精神不守。或实热而多睡,或膈塞而咽痛,或痰盛而颠狂。虚则脉虚,神志昏乱而烦扰不眠,多恍惚而恐怖,多睡卧而惊叫,多忧闷而震栗。实虚之症了然,补泻之法自定。

本经补泻寒热温凉平药品

寒:草龙胆　羚羊角　黄芩　盆硝　滑石　凝水石　胡黄连　石膏　大黄　牡蛎　山豆根　水银　防葵　牛黄　犀角　熊胆

热:附子　干姜　沉香　川芎　生姜　乳香　砂仁　麻黄

温:麝香　赤石脂　山茱萸　桂心　木香　灵砂　益智仁　枸杞子　全蝎　半夏　陈皮　紫苏　五味子　血余

凉:黄连　熟地黄　甘菊花　青黛　柴胡　枳壳　淡竹叶　代赭石　薄荷　桔梗　丹砂　铅丹　麦门冬　玄参　蝉蜕　木通　络石　生地黄　天竺黄　茶　竹茹　枳实

平:人参　酸枣仁　白茯　茯神　琥珀　远志　天门冬　秫米　甘草　朱砂　脑子　白僵蚕　辰砂　柏子仁　天麻　蒲黄　铁锈粉　花蛇　龙骨　南星　金屑　紫石英　雄黄　百合　青皮　银屑　白石英　牡丹皮　自然铜　虎骨　黑铅　伏龙肝　蛇蜕　露蜂房　白敛　胡麻　山药　马勃

东垣报使引本经药

脾脏

夫脾者,足太阴之经。仓廪之官,五味出焉。己土之脏,土旺四季。其味甘而其色黄,其声歌而其志思。内藏意而主四肢,外合肉而统五脏。涎为脾液,哕乃脾病。窍开于口,脉在右关。是经也,本少血而多气,以其脾散精液,归乎腑脏,故血少也。人闻乐则脾动活,苦沉思则脾困倦。脾虚则身体瘦而四肢不举,脾实则饮食消而肌肉滑泽。气虚则呕,脾寒则吐。胃寒则饮不消,脾冷则食不化。脾胃虚寒,则泄泻注下而口不渴,手足厥冷。阴阳反戾,则霍乱吐泻而忌米饮,手足转筋。物积气滞,则心腹疼痛而兼饱闷,中虚气薄则肚腹虚膨而为假满。水肿脐凸肢浮,求生最难;脾病口青唇黑,去死愈近。脾为中洲,调之上策,居常则戒满意之食,省爽口之味。热无灼灼,寒无冰冰。勿过饱以伤脾，勿失饥而倦气。临病则察饮食劳倦之灾，定温多辛少之剂。东垣云：大抵治饮食劳倦所得之病，乃虚劳七伤症也，当用温辛，温多辛少之药治之，是其本法也。审食物寒热之因，用阴阳补泻之法。气别寒热温凉，用贵适宜；味辨甘补苦泻，行当熟记。

本经补泻寒热温凉平药品

寒：大黄　滑石　山栀子　葶苈　黄芩　瓜蒂　黑牵牛　山茵陈

热：附子　干姜　生姜　良姜　砂仁　肉豆蔻　白豆蔻　草豆蔻　吴茱萸　胡椒　荜澄茄　红豆　荜茇[1]　莪术　巴豆　官桂　丁香　川乌　檀香　川芎　乳香　沉香

温：白术　苍术　厚朴　陈皮　黄耆　藿香　半夏　大枣　木瓜　乌药　益智仁　白扁豆　大腹皮　陈仓米　槟榔　玄胡索　五灵脂　小茴香　八角茴　猪肚　没药　莱菔子　草果仁　炙甘草　甘松　木香　安息香　丁皮　家莲肉　鲫鱼　太阴玄精石

凉：黄连　升麻　芍药　柴胡　干葛　枳实　枳壳　泽泻　枭耳实　竹茹

平：芡实　大麦芽　连翘　山楂　白茯　山药　桑白皮　青皮　人参　茯神　三棱　神曲　伏龙肝　谷蘖　商陆　蒲黄　天麻　冬瓜仁　没石子　阿魏　枇杷叶　薏苡仁　生甘草　赤小豆　绿豆　香附子

东垣报使引本经药

胃腑　右关浮以取胃，故《经》云附上右外以候胃。

夫胃者，足阳明之经也。仓廪之官，水谷受焉。胃为水谷之海，脾为化运之器。安谷则昌，绝谷则亡；水去荣散，谷消卫亡；荣散卫亡，神无所居。水入于经，其血乃成；谷入于胃，脉道乃行。故血不可不养卫，不可不温血。温卫和荣卫流行。欲求荣卫之流行，先宜调理乎胃阳。孙真人曰：五脏不足，宜调于胃。胃调则五脏安定，血脉和调，精神乃居。胃脉右关，胃候口唇。是经也，多血多气。伤冷者多，伤热者寡。实则脉实，唇口干渴而腋下肿痛，或频频[2]呕哕，或食癥酒癖，则胸胁刺痛。间或吐物，则味多酸苦。虚则脉虚，唇口青白而骨节

1　茇：原作"蕟"。此药名乃外来，故可用多个同音字。但本书用"蕟"，极为罕见，故据《本草纲目》改。

2　频频：原误作"濒濒"，据字形及文义改。

酸疼。或时时咳逆，或浊忾清违，则吐泻交作。时多吐水，则色必青白。虚即为寒，寒则胃痛微缓；实即为热，热则胃疼难当。实常饱而不思食，虚虽饥而不欲食。信宜虚者补而实者泻，不可虚其虚而实其实。

本经补泻寒热温凉平药品

寒：大黄　芒硝　滑石　石膏　苦参　玄明粉　寒水石　山栀子　天花粉　黄芩　马齿苋　山豆根　消石　田螺

热：附子　良姜　干姜　生姜　川芎　吴茱萸　肉豆蔻　白豆蔻　草豆蔻　丁香　胡椒　礜石　荜澄茄　桂花　沉香　檀香　乌头　石硫黄　砂[1]仁　莪术　红豆

温：益智仁　厚朴　藿香　香薷　白术　家莲肉　陈皮　白扁豆　黄耆　半夏　五味子　辛夷　炙甘草　松脂　苍术　石龙芮　鲫鱼　诃梨勒　茅香　甘松　草果仁　枣　韭菜汁　木香　木瓜　白芥　酒　萝菔子　紫菀　橄榄

凉：枳实　茅根　黄连　干葛　升麻　麦门冬　竹茹　紫参　铅丹　梨

平：香附　人参　芡实　山楂　谷芽　大麦芽　神曲　山药　百合　玉屑　石斛　连翘　薏苡仁　黑铅　粳米　粟米　白冬瓜　白茯苓　三棱

东垣报使引本经药

肺脏

夫肺者，手太阴之经也。辛金之脏，治节出焉。于时为秋，于气为本。似华盖而本清恶浊，象乾金而生水喜土。内藏魄而外养皮毛，上荣眉而中生液涕。窍开于鼻，脉候右寸。是经也，本少血而多气。人惟七情内伤，使气馁而气夺。阳气虚则六淫易袭，阳光盛则六叶易焦。实则脉实，上热气粗而鼻壅塞、风嗽、气嗽、热嗽，或唾红痰，或多胸痞、喘呴、呴呴，鼻渊不止。实热咽痛、舌裂，面生谷嘴、酒齄[2]鼻。内成肺痈，外发为痔。虚则脉虚，中气不足而息低微，冷嗽、虚嗽、久嗽，或流清涕，或多肺胀，喘满声促，呼吸不利，虚热咽肿，失音，喉生毒疮，食不下。内患肺痿，外为干咳。遍身癊疹，常痒痛，是

1　砂：原作"沙"，据该药正名改。下同径改。

2　谷嘴酒齄：原作"谷嘴、酒查"。《本草纲目》卷四"面"："疱是风热，即谷嘴。齄是血热，即酒齄。"今称作面疱、酒渣鼻。

为风热。沿皮燥痒似虫行，多属气虚。虚者补而实者泻，补用酸热，而泻用辛凉。

本经补泻寒热温凉平药品

寒：葶苈　葵子　枯黄芩　瓜蒌子　知母　石膏　童便　天花粉　王瓜子　犀角　苦参　朴硝　羚羊角　山栀子　瓜蒂　熊胆　牛黄　马兜苓　山豆根　甘遂　大黄　海粉　青礞石　玄明粉　石胆　昆布　海藻　鹅管石

热：附子　干姜　白豆蔻　荜澄茄　生姜　厚桂　麻黄　砂仁　沉香　巴豆　秦椒　川芎

温：黄耆　五味子　阿胶　紫菀　防风　木香　半夏　陈皮　杏仁　细辛　香白芷　萝菔子　紫苏子　白芥子　槟榔　款冬花　鹿角胶　钟乳粉　诃梨勒　葱白　密陀僧　续随子　白附子　白术　苍术　当归　姜黄　松萝　辛夷　乌药　赤石脂　香薷

凉：麦门冬　车前子　枳壳　泽泻　通草　沙参　玄参　贝母　青黛　桔梗　竹茹　天竺黄　前胡　柴胡　百部　薄荷　地骨皮　芍药　侧柏叶　荆芥　枭耳实　黄连　豆豉　白矾　茅根　茅花　升麻　藕节　硼砂　木通　射干　生地黄　熟地黄　淡竹叶　干葛　络石　茜根　禹余粮　旋覆花　蚕沙　柿　梨　枳实　百草霜　茶　竹沥　矾

平：人参　山药　酸枣仁　白茯苓　南星　琥珀　赤茯　胡桃　天门冬　青皮　枇杷叶　桑白皮　蛤蚧　甘草　神曲　百草霜　皂荚　蒲黄　百合　雄黄　麻子仁　棕榈子　白石英　牡丹皮　羌活　独活　白蒺藜　石苇　防己　桃仁　石南叶　芫花　海蛤　白僵蚕　乌梅　铁锈粉　香附　白及

东垣报使引本经药

大肠腑　右手沉以取大肠，故《经》云"附上右内以候胸中"。

夫大肠者，手阳明之经也。传道之官，变化出焉。候在鼻头，脉详右[1]寸。是经也，多血多气。实则脉实伤热而肠满不通，肠风便血，酒积脏毒，甚则肠内生痈，或外痔热痛。或赤痢腹疼而里急后重，食积泄泻。热泻则粪色赤、臭秽难闻而谷道热。又或燥结便闭而粪黑。虚则脉虚伤寒而肠鸣洞泄，注下清水，冷积脏寒，甚则滑利不禁，或每日晨泄，或白痢滞下而成休息痢。气虚泄

1　右：原误作"石"，乃刻工之误，据文义改。

泻,寒泄则粪色青、不作臭秽而多自遗。又或肠液干枯而便难。务宜审寒热而用温凉,责虚实而施补泻。

本经补泻寒热温凉平药品

寒:大黄 芒硝 黑牵牛 天花粉 牡蛎 熊胆 卷柏 山栀子 瓜蒌子 槐花 槐角 滑石 蜗牛 防葵 黄柏 雷丸 山茵陈 条实黄芩

热:厚桂 干姜 吴茱萸 巴豆 生姜 肉豆蔻 川芎 川乌 沉香 附子 白豆蔻 硫黄 砂仁 莪术 蜀椒

温:半夏 木香 葱白 槟榔 厚朴 白术 苍术 续随子 诃梨勒 陈皮 桂心 大枣 五味子 黄耆 川归 家莲肉 乌药 麝香 白芷 艾叶 小茴香 阿胶 防风 玄胡索 鲫鱼 何首乌 赤石脂 陈仓米 密陀僧 鳗鱼 使君子 大腹皮 五灵脂 白扁豆 木瓜 蘹 萝菔子 香薷 刘寄奴 故纸

凉:黄连 玄参 枳壳 枳实 茅根 竹茹 泽泻 地榆 麦麸 芍药 生地黄 荆芥穗 旋覆花 木通 桔梗 轻粉 石莲子 车前子 柴胡 升麻 矾 梨 茶

平:人参 石斛 独活 麻子仁 榧实 百花膏 桃仁 龙骨 伏龙肝 文蛤 白茯苓 赤茯苓 猪苓 石榴皮 神曲 麦芽 山药 甘草 冰片 三棱 棕榈子 沙糖 薏苡仁 营实 榆皮 芜荑 郁李仁 牛角腮 猬皮 蚯蚓 胡麻 露蜂房 粳米 绿小豆 牛乳 云母石 连翘 山楂 陈白梅 乌梅

东垣报使引本经药

肾脏 左尺浮以取肾,故《经》云"尺外以候肾"。

夫肾者,足少阴之经也。癸水之脏,作强之官,伎巧出焉。于时为冬,内藏精而藏气,外荣骨而荣须。其液为唾,其候在腰。窍开于耳,脉在左尺。是经也,对右命门而为二,左名肾,男子以藏精;右命门,女子以系胞。乃元气之根,元精元神之舍,本少血而多气。人惟恐则气夺而肾伤,惟欲则精亡而血耗。实则脉实,小腹胀满,腰背强急,便黄舌燥;虚则脉虚,气寒阴痿,便尿余沥,胫弱音微。水去卫乏,则腰疼耳聋,遗精精滑不禁;风伤湿袭,则血凝气滞腰痛,痛引肩臂。虚寒宜补,风温宜泻。补固从温从热,泻亦用温用辛。肾固有虚而无实,药则多补而少泻。

本经补泻寒热温凉平药品

寒：知母　黄柏　牡蛎　芒硝　竹沥　黄芩　磁石

热：鹿茸　沉香　干姜　附子　厚桂　葫芦巴　川芎　川乌　麻黄　白姜　原蚕蛾　荜澄茄　生姜　莪术　硫黄　补骨脂　乌头　天雄　檀香

温：枸杞子　菟丝子　破故纸　五味子　川归　韭菜子　八角茴　小茴香　巴戟天　细辛　阳起石　肉苁蓉　石龙芮　山茱萸　阿胶　益智仁　赤石脂　炙粉草　石菖蒲　白术　家莲肉　钟乳石　防风　姜黄　黄耆　白芷　乌药　大枣　厚朴　食盐　陈皮　猪肾　藁本　狗肾

凉：玄参　泽泻　地骨皮　楮实　桔梗　生地黄　熟地黄　麦门冬　车前子　枳壳　蔓荆子　石莲子　淫羊藿　赤芍

平：人参　芡实　虎骨　小草　牛膝　桑螵蛸　败龟板　覆盆子　石南叶　龙骨　柏子仁　五加皮　桑寄生　海桐皮　防己　紫石英　牡丹皮　天灵盖　人乳　牛乳　石斛　山药　猪苓　白茯　琥珀　茯神　远志　甘草　青皮　三棱　合欢　狗脊　蚯蚓　胡桃　粟米　独活　羌活　杜仲

东垣报使引本经药

膀胱腑　左尺沉以取膀胱，故《经》云"尺里以候腹中"。

夫膀胱者，足太阳之经也。州都之官，气化出焉。名玉[1]海而藏津液，司冬令而位居下。候在耳中，脉居左尺。是经也，多血少气，以其内藏津液而溲便注泻，因其居下内空而寒邪易袭。病则胞转不得小便，苦烦满而难俯仰。肠内涩而茎中痛，病淋浊而多溺血。症实则脉亦实，实则宜泻。或头疼而身热，或脊强而腰痛，或肠痛而引背，或脚筋拘急而面黑，或耳内蝉鸣而重听。症虚则脉亦虚，虚则宜补，或有风热相乘，囊肿如斗；或有虫蚁吹着阴胕似水吹者，洗以蝉蜕水而立消。用蝉蜕半两，水一碗，煎汤洗肿处，其痛立止，肿亦消。再温再洗，洗后仍与五苓散加灯心煎服。又方用葱园内蚯蚓粪、甘草汁调涂，亦效。热者投以三白汤而即散。三白散：白牵牛二两，桑白皮、白术、木通去节、陈皮去白，各半两，为细末，每服二钱，姜汤调，空心服。信宜临症而议药，不可执方以治病，故冷热熨自可利乎便难。《千金方》冷热熨法：若大小便秘塞不通，或淋沥溺血，阴中疼痛，此是热气所

1　玉：原作"工"。《备急千金要方》卷二十"膀胱府脉论"："膀胱者，津液之府也，号水曹掾，名玉海。"据改。

致，用此法自愈。其法前以冷物熨小腹，次以热物熨之，复以冷物熨之。如是者屡易屡熨，便自通，将理自愈。屈身导亦能和乎腰痛。腰肾痛导引法：正东坐收手抱心，一人于前据蹑其两膝，一人后捧其头，徐牵，令偃卧头倒，三起三卧，久久行之便瘥。法不假于外求，机实由乎心悟。

本经补泻寒热温凉平药品

寒：黄芩　芒硝　滑石　黄柏　防葵　地肤子　石膏　山栀子　知母　磁石　葶苈　葵子　寒水石　白牵牛　紫草　海金沙　天花粉　苦楝　玄明粉　童便　凤尾草　楝实　大戟　甘遂　白薇　水萍　海藻　昆布　牡蛎　蝼蛄　蜣螂　鼠妇　衣鱼　王不留行

热：荜澄茄　沉香　吴茱萸　葫芦巴　附子　蜀椒　秦椒　原蚕蛾　麻黄

温：益智仁　橘核　陈皮　乌药　防风　石菖蒲　小茴香　八角茴　续断[1]　黄耆　五味子　荔枝核　桂心　桂枝　杏仁　巴戟天　赤石脂　金樱子　破故纸　白术　续随子　韭菜子　白芥子　川归　麝香　葱白　槟榔　刘寄奴　食盐　紫苏

凉：泽泻　瞿麦　生地黄　甘草梢　楝实　车前子　淡竹叶　萱草根　木通　通草　蝉蜕　柴胡　升麻　石莲子　茅根　薄荷　麦门冬　芍药　扁蓄　酸浆　代赭石　枳壳　荆芥穗　石燕　粟米　地骨皮

平：人参　香附　防己　龙骨　白茯　赤茯　猪苓　杜仲　小草　灯心　白石英　桑白皮　蚯蚓粪　石斛　琥珀　榆皮　商陆　牛膝　秦艽　草薢　桑螵蛸　海蛤　蛤蚧　蝙蝠　胡麻　麻子仁　绿豆　赤小豆　芫花　粟米　百合　石苇　白冬瓜

东垣报使引本经药

命门脏　右尺浮以候命。

夫命门者，手厥阴心包络之经也。是经也，人之初生，受胎之始，于任之兆惟命门。先具有命门，然后生心。心生血，有心然后生肺，肺生皮毛。有脾然后生肾，肾主骨髓。有肾则与命门相对为二，是以肾有两岐也。左名肾，男子以藏精；右为命门，女子以系胞，元气之根，元精、元神之舍焉。受病同归于膀胱，诊候两分乎水火。外症小便清利，脉沉细而迟，是虚寒属水。如小便赤涩，

1　续断：原作"断续"，据该药正名乙转。

脉沉数或洪紧，是气热属火。然肾水常不足，而命火多有余。有余即实，实即手心热而脉盛；不足即虚，虚即多呕恶而脉微。经虽多血而少气，火则多盛而少衰。

本经补泻寒热温凉平药品

寒：黄柏　山栀子　磁石　知母

热：肉桂　沉香　附子　川芎　硫黄　腽肭脐　补骨脂　原蚕蛾　乌头　天雄　葫芦巴　鹿茸　荜澄茄　川椒

温：黄耆　菟丝子　阳起石　肉苁蓉　川归　山茱萸　五味子　巴戟天　破故纸

凉：泽泻　黄连　柴胡　芍药　枳壳

平：人参　牡丹皮　山药　紫石英　石斛　天灵盖　人乳　牛乳　白茯

东垣报使引本经药

三焦腑

夫三焦，乃手少阳之经，少血多气。丙火之腑，决渎之官，水道出焉。具无形而有用，行气血而不停。窍寄于耳，脉在右尺。是经也，虚实验其寒热，补泻分其脏腑。实则上结于心，虚则引气于肺。上实热而泻心阳，上虚寒而补肺气。或泻脾土以去中焦之热，或补胃气以济中焦之寒。或下热以泻肝，或下寒而补肾。举数者以为例，在用心而推广。

本经补泻寒热温凉平药品

寒：石膏　地骨皮　山栀子　大黄　朴硝　黄芩　黄柏　黑牵牛　童便

热：附子　干姜　良姜　生姜　川芎　厚桂　吴茱萸　荜澄茄　胡椒　沉香　砂仁　白豆蔻　丁香

温：黄耆　益智仁　白术　苍术　厚朴　川归　木香　阿胶　槟榔　防风　桂心　葱白　大枣　陈皮

凉：泽泻　淡竹叶　薄荷　黄连　地榆　枳壳　荆芥穗　菊花　木通　桔梗　麦门冬　生地黄　柴胡　芍药

平：人参　甘草　连翘　百花膏　猪苓　白茯苓　赤茯苓　天门冬　冰片　青皮　山药

东垣报使引本经药

辨三焦有形　出《龙川志[1]》附录

古人论五脏六腑，其说有谬，而相承不察。今欲以告人，人谁信者？古谓左肾，其腑膀胱；右肾命门，其腑三焦。丈夫以藏精，女子以系胞。以理言之，三焦当如膀胱，有形质可见。而王叔和"三焦有藏无形"，不亦大谬乎？盖三焦有形如膀胱，故可以有所藏、有所系。若其无形，尚何以藏、系哉？且其所以谓之三焦者何也？三焦分布人体中，有上中下之异方。人心湛寂，欲念不起，则精气散在三焦荣卫百骸。及其欲念一起，心火炽然，翕撮三焦，精气流入命门之腑，输泻而去，故号此腑为三焦耳。世承叔和之谬而不悟，可为长太息也。予甚异其说，后为齐州从事，有一举子徐遯者，石守道之婿也，少尝学医于卫州，闻高敏之遗说，疗病有精思，予为道曩之言。遯喜曰：齐常大饥，群丐相脔割而食，有一人皮肉尽而骨脉全者，遯以学医，故往视其五藏，见右肾之下有脂膜，如手大者，正为膀胱相对，有二白脉自其中出，夹脊而上贯脑，意此即导引家所谓夹脊双关者，而不悟脂膜如手大者之为三焦也，单。君之言与所见悬合，可以证古人之谬。

1　龙川志：即宋·苏辙《龙川略志》。

卷之三[1]

---

1 卷之三：原无，据原目录及该书体例补。

统论六淫之疾

　　夫六淫之气，天之常行者也。盖人无樽节，伤其气候，暴中邪毒，有疏治疗，转着肢体。或寒温不避，暑湿时伤，忧思喜怒，疾恙便起，治疗有差，攻传五脏，遂至转深。医者苟求目前之捷效，不识丸散之误投。刻意世财，动邀富贵，企踵权豪，希图谋进。病者又即吝惜资财，不知其身可贵，委凭庸妄，一死无生，可不哀哉！

　　凡六淫疾者，切在细明，治疗必中。阳淫热疾，则拒热不前，看虚实以凉之；阴淫寒疾，则性寒而身拒，须凭温药以治之。风淫末疾，必身强直。末，四肢也。此乃动性不调，须和冷热以平之。在阳则热，在阴则寒。故寒则筋摩骨痛，热则痿缓不收。雨淫腹疾，濡泄湿气，要凭渗燥之方，更看冷热之候。晦邪所淫，精神荧惑，当平正气而可痊。明淫心疾，狂邪重盛，谵妄多言，忧愁转甚。此二气同一，皆引心胸之虚邪。治疗正气，须用至宝之药。乃先贤之格言，实后学之龟鉴。撰述于前，条列于后，抑祈正之。

中　风

　　夫风者，天地之号令，物性之动气，善行而数变者[1]也，故为百病之长。盖由人不善自爱，放逸其心，逆于生乐，以精神殉智巧，以忧畏殉得失，以劳苦殉礼节，以身世殉财利。病心。或极力劳形，燥暴气逆，当风纵酒，食诸辛咸。病肝。或饮食生冷，温凉失度，久坐久卧，大饱大饥。病脾。或呼叫过常，辩争语答，冒犯寒暄，恣食咸苦。病肺。或久坐湿地，强力入水，恣欲劳形，三田漏溢。病肾。五脏已病，四时失调，则邪气乘虚而入腠理，虚邪实邪以干正气。抟阳经，则痿厥而肢体不收；袭阴经，则筋摩络急，中风之疾所由起也。但初得小中之候，风趣百窍，独聚一肢，渐作瘫痪之症。此由中气微虚于内，风邪轻袭于外，不过一手一足之病。昔人谓小中不须深治是也。若或积之微渺，累伤重并，满而大作，譬则木之根枯，水之源竭，根枯土薄，则枝叶自凋，源竭渊微，则波流自涸。阳散阴亡，则精神飞越。肝枯而魂离，心丧而神脱，

1　者：上部残缺类"百"，今据文义正。

脾败而智消，肺焦而魄槁，肾惫而精志尽，故所现之症，或暴仆而皮毛焦，肺绝。或蒙昧而目陷，肝绝。或鱼口而面鼜，心绝，或手撒而唇反齿露，脾绝。或遗尿而齿黑发槁，肾绝。是皆魂离乎魄，真脏内绝之外候者也，故风为已之风，□□□□□□□□□□□如寒为已之寒，虚即为寒，加以外触，真为中寒，此中风之症，重而又重。《经》所谓"病久则能传化，上下不并，良医弗为"，正谓是也。间有素食辛辣煎煿[1]之物，卒然痰涎壅盛，口㖞眼斜，目上视，语謇涩，气粗急，而身体动活，四肢温和，面色光润，此中风之症，轻而又轻，尤不须深治。至于中气之候，其症与中风相似，但中风口有痰涎，中气口无痰涎，此由元气微薄，神不就舍；外触七情，气虚暴逆，少顷即苏，不药可愈。中风脉无不大者，非热也，是风脉也。中气脉无不沉者，非实也，是气脉也，此可以辨矣。但中风有冷热，阳病则热，热则用凉；阴病则冷，冷则用温。中风有轻重，轻为风中，血脉外有六经之形症，宜发散。重为中腑，内有便溺之阻隔，宜微利。其重而又重者，五脏已绝，本无治理，不得已宜峻补，使阳生阴长，此万死一生者也。其轻而又轻者，外无六经之形证，内无便溺之阻隔，但肢节麻木，语言謇涩，手足怠缓，法宜养血益气而已。

其热毒壅盛，热生痰，痰生风，涎涌昏闷，法宜吐痰驱风之品以平之。若小中之候，甚不可吐。盖人骨节中皆有涎，所以转动滑利。中风则涎上潮，咽喉中滚响，以药压下，涎归骨节，不可吐出。吐则快意非久，枯人手足。此症多出于虚，虚而用吐，是为重虚，重虚者死。又或药不固中气，而概用开窍驱风化痰下气之品，亦为重虚。药味下咽，旋即[2]自遗，自遗者死。此皆医家所宜深致意者也。

至于小儿惊风，与大人同，亦不可吐。吐则胃气虚，脾气伤，多变慢惊。当其发搐时，若捉住手足，则涎不归手足，宜松抱之可也。中风又不可概用大戟、芫花、甘遂等味，以泻大肠，损其阴血，亦致莫救。即欲下痰，与夫便溺阻隔，特宜以顺气滑肠之品而微利之。若毒热痰火，气实脉实，清之利之可也。初中之候又不可遽用牛黄、龙、麝等药，盖麝香入脾，牛黄入肝，龙脑入肾，恐引风入骨髓。万一痰壅关闭，水浆难入，籍用开关可也。至于中气，虽云症

---

1 煿：原作"膊"，据文义改。
2 即：原作"迹"，乃音误，据文义改。

轻，然亦由中气虚弱，外触内应，法亦当以顺气之剂调理之。无妄之药，固不可试，而履霜之戒，又宜深省焉。愿预防之！

辩诸风证

痫风急倒作声，发搐急慢；偏风口眼㖞斜；瘫风半身不遂；软风四肢不举；瘓风手足拳挛；风痉身体强直，腰肢反折；节风肢节续断，指甲脱落；破伤风，风从伤处，客入红肿；膝风腿寒骨痛；鹤膝风两膝肿痛，脚胫枯腊；骨风膝肿如槌；酒风行步不前；暗风头旋眼黑，不辨东西；风眩痰热相感而动风；风心相乱为闷瞀；风痹肌肉顽厚，或作疼痛；痛风状若锥钻，走历肢节；刺风状如针刺，腰痛如锥；肝风鼻闷眼瞤，两睑赤烂；心风健忘多惊；脾风心多呕逆；胃风不伏水土；肺风鼻塞项疼；贼风发声不响；肾风耳内蝉声，阴间湿痒，寒湿脚气；胆风令人不睡；肠风脱肛泻血；脏风夜多盗汗；闭风大便燥涩；血风阴囊湿痒；虚风风寒湿痒；乌风头面肿块；盛风语言蹇涩；肌风遍身燥痒；气风肉如虫行；体风身生肿毒；顽风不忍痛痒；毒风面上生疮；头风多饶白屑；脑风头旋偏痛；髓风臂膊酸疼；皮风素白癜癣；历风颈斑剥；齇[1]风面生朱点；虎风发吼羊叫；大风成片烂疮；厉风身生风堆，色赤燥痒，虫食疼痛，发甲脱落，肉溃身亡；产风四肢疼痛。已上症治详列于后。若夫绿[2]风童人开大，青风吐极青盲；五风变为内障，头风撞触成疢[3]；绿风初患头旋，红白花生；乌风全无翳膜，痒痛昏蒙；黑风风热相侵，头旋目花；高风黄昏不见，瞳人似金。是皆眼科之候，实为诸风之邪。诸症治疗详载本科。

辩风

《经》有急风候，又有卒中风候，又有风癔候。夫急风与卒中理固无二，指风而言，则谓之急风；指病而言，则谓之卒中。其风癔盖出于急风之候也，何者？《经》云：奄然忽不知人，咽中塞窒，然而舌强不能言，如此则是中急风。而其候也，发汗身软者生，汗不出、身唇干者死。若痰涎壅盛者当吐之，视其鼻人中左右上白者可治。一黑一赤，吐沫者死。

1　齇：原作"瘥"，乃俗写，今或作"渣"，酒渣鼻之类是也。
2　绿：原误作"缘"，据文义改。"绿风"乃眼科之疾，云"绿风童人开大"，可见后世《杂病源流犀烛》卷十二"六淫"有此说，不明首出何书。
3　疢：音è。《汉语大辞典》引：《改并四声篇海·穴部》引《川篇》："疢，窟也。"

风痱 音肥,又云朝。

风痱者身无痛也,病在脏,四肢不收,志不乱。一旦臂不随者,风痱也。能言、微有知,则可治;不能言者,不可治。足如履霜,肘如入汤,股胫淫铄,眩闷头痛,时呕短气,汗出久则悲喜不常,二年死。凡欲治此病,先宜微表,后大补,切不得妄吐、妄下,以失机宜。非但逐为痼疾,且至杀人。

风痉

《经》有风痉候,又有风角弓反张候。痉者,身体强直,口禁如发痫肢。角弓反张者,腰肢反折,不能俯仰。二者皆曰风邪,伤于阳者之经而然也,治法一同。

腲腿

《经》称腲腿风者,为四肢不收,身体疼痛,肌肉虚满是也。以风邪侵于肌肉之间,流于血脉之内。既云肌肉虚满,即风邪入肾之经络而然也。《水气论》曰"诸肿俱属于肾"是也。治法当兼理肾为得。一云不治变为水气。

偏枯

《经》有偏风候,人有半身不遂候,又有风偏枯候。此三者大要同,而古人别为之篇者,盖指风则谓之偏风,指疾则谓之半身不遂,其肌肉偏小者呼为偏枯,皆由脾胃虚弱所致也。夫脾胃为水谷之海,水谷之精化为血气,润养身体。今脾胃虚弱,则水谷之精养有所不用。血气偏枯,虚为邪所中,故半身不遂,或至肌肉枯小尔。治法宜兼治脾胃为得。

风眩

夫风眩之病,起于心气不足。胸中虚热实,故有动风面热之所为也。痰热相感而动风,风心相乱则闷瞀,故谓之风眩闷瞀。大人亦曰癫,小儿则为痫。一说头风目眩者,由血气虚,风邪入脑而牵引目系[1]故也。五脏六腑之精气皆上注于目,血气与脉并上为目系,属于脑后,出于项中。血脉若虚,则为风邪所伤,入脑则转而目系急,故成眩也。诊其脉洪大而长者,风眩也。凡人病发,宜急度灸穴并针之,无不瘥者。初得针了便灸最良。

风痹

夫痹者,风寒湿三气共合而成痹也。其状肌肉顽厚,或作疼痛,此由人体

---

1 系:原作"丝",据《灵枢·大惑论》改。下同径改。

虚，腠理开，则受于风邪也。风邪先中经络，后入于五脏。其以春遇，痹者为筋痹。筋痹不已，又遇邪者，则移入于肝也。肝痹之状，夜卧则惊，饮食多，小便数。夏遇痹者为脉痹，血脉不流，令人蒸黄。脉痹不已，又遇邪者，则移入于心也。心痹之状，心下鼓气，卒然逆喘不通，咽干喜噫。仲夏遇痹为肌痹，肌痹不已，后遇邪者，则入于脾。脾痹之状，四肢怠惰，发咳呕吐。秋遇痹者为皮痹，则皮肤都无所觉，皮痹不已，又遇邪者则入于肺；肺痹之状气膈喘痛；冬遇痹者为骨痹，骨重不可举，不遂而痛。骨痹不已，又遇邪者，则入于肾。肾痹之状，喜胀。诊其脉大涩者为痹，脉来急者为痹，脉涩而紧者为痹。

随症调治

五脏中风，重而又重者，其候暴仆蒙昧，目陷面黧黑，口张或牙关紧闭，唇反齿露，不识人事，痰涎上潮，咽喉滚响等证，是真脏内绝，不治之症也。若不得已强治，宜用：

附子回生汤：

南星，生　附子，生，各五钱　肉桂　干姜　丁香　细辛，各二钱　人参去芦　白术去芦，各二钱　生姜七片　大枣一枚　水煎。秤过沉香，磨，二钱，热[1]服。此症治之鲜济，倘止有前一二死症，而五脏未尽绝者，庶可求生于万一，少延岁月耳。

五脏中风轻者，其候手足抽掣，痰涎壅盛，不醒人事，或半身不遂，肌肉顽麻等症，是荣卫虚弱，贼风袭虚，伤之轻者也。宜用：

麻黄保命汤：

麻黄去节　人参去芦　芍药　炙甘草　川芎　防己　肉桂　杏仁　生附子　生南星　用生姜五片、水二盏，煎至一盏服。此症虽轻，然当详六经之形证加减方为尽善。开则洒然，寒闭则热而闷，知暴中风邪，宜先以此汤，随后所开六经形证，加减治之。

太阳中风，其候无汗恶寒，宜于本方内，倍用桂、杏、麻，去附。仍针太阳经至阴出血，昆仑举跷。

太阳中风，其候有汗恶风，宜于本方内，去麻黄、附子，倍桂、芍，少杏、芎。仍针风府。

1　热：原作"剌"，据字音及文义，当为"热"之音误，故改。下同径改。

阳明中风，其候身热无汗，不恶寒，宜于本方内，去附、桂，倍麻黄，加荆、葛。

阳明中风，其候身热有汗，不恶风，宜于本方内，去附子、麻黄、桂，加防风、黄芩。仍针陷谷，去阳明之贼；刺厉兑，泻阳明之实。

太阴中风，其候无汗身凉，恶风怠惰，肢不收，色黄，皮肤不仁，如醉，宜于本方内，去芍、杏，倍附、甘，加干姜。仍针隐白，去太阴之贼。

少阴中风，其候多汗恶风，无热，善怒颠倒，口干面赤，宜于本方内，去麻、杏，倍桂、芍、附、甘。仍针太溪。

少阳厥阴中风，其候无上四症，或肢节挛痛，或麻木不仁，宜于本方内，去附子，加羌活。仍针厥阴之井，大敦，以通其血；灸少阳之经绝骨，以引其热。

肝脏中风，人迎与左关上脉浮而弦，面目多青，恶风自汗，左胁偏痛，宜灸肝俞百壮。

心脏中风，人迎与左寸口脉洪而浮，面舌俱赤，翕翕发热，喑不能言，宜灸心俞百壮。

脾脏中风，人迎与右关上脉浮微而迟，四肢怠惰，皮肉眴动，身体通黄，宜灸脾俞百壮。

肺脏中风，人迎与寸口脉浮涩而短，面浮色白，口燥多喘，宜灸肺俞百壮。

肾脏中风，人迎与左尺脉浮而滑，面耳黑色，腰脊痛，引小腹隐曲不利，宜灸肾俞百壮。

胃脏中风，两关脉并浮而大，额上多汗，膈塞不通，食寒则泄，宜灸胃俞百壮。

已上又随六经脉症灸之，至于风池、百会、合谷、曲池、风市、绝骨、环跳、肩髃、三里等穴，又当无分腑脏皆灸，尤妙。

《经》云：热则生风，冷则生气。凡人素食煎炙煿物，峻酿辛酸，日积月累一旦骤发，口喝眼斜上视，痰涎壅盛，不能语言等证，是热毒内炽，而于真元未之耗损也。此症轻而又轻，宜用：

二黄泻毒汤：

石膏　黄连　黄芩　连翘　荆芥　薄荷　水煎竹沥，热服。宜随症加减，痰盛则当吐出，兼有发散之意外，外此俱不可用吐。

《经》云：暴喜伤阳，暴怒伤阴，忧思不乐，遂多厥逆。凡人中气先亏，七情偶触，相火乘之而上燔，涎潮昏闷，语言蹇涩，不识人事，甚则牙关紧闭，但其手足如常，无有偏废，口无痰涎为异耳。是郁郁不得志者有此疾，惟调降其气，自然平复，不须深治之者也。宜用：

三白匀气饮：

白术　白茯　香白芷　香附　人参　陈皮　乌药　水煎，磨木香，热服。此症虽轻而尤轻，但不识者误，概用风药治之，杀人如反掌，不可不为之详辨。凡中风之脉，必浮盛而弦紧，或浮而洪。若其脉沉而伏，微而数，浮而紧，缓而迟，皆中气之脉也。然气中者，气郁而血脉不通畅，故脉多沉伏、多浮缓。其迟浮或沉伏者皆可治。若大数而促者死也。然遇此症，家人切勿惊慌，宜安静抱扶，待其气复。若侍者燥急忙乱，辗转搬动，则病者神愈离而气愈夺，多致莫救。若牙关紧闭，仍用安息丸灌而开之。

安息丸：此丸善开关窍，回阳固本，驱风化痰，健脾开胃，逐寒辟瘴，较之古苏合香丸尤胜。方重。

白姜　真沉香　真檀香　真安息香　白术　真人参　真没药去油　真乳香去油　厚肉桂　砂仁　酱瓜天麻　真细辛，已上各一两，净　丁香去梗一两半　附子制净二两　皂角蜜炙五钱　麝香肉三钱　上四六[1]冰片三钱　已上俱忌火，各如法制，取净，秤过分两，为细末，用苏合香油为丸，每丸重一钱，外用蜡如法包裹。中风诸证，霍乱吐泻，膈食翻胃，冷积腹痛，久痢下陷，饮食不思，虚寒咳嗽，小儿慢惊，妇人产后，诸虚百病，皆用淡姜汤化下。大人一丸，小儿半丸。

牛黄活络丹：治风湿诸痹，腰膝肩背疼痛拘挛，口㖞眼斜，半身不遂，痰涎壅盛，语言謇涩，小儿急惊，大人颠痫，百般风痰，并皆治之。方重。

白花蛇　乌梢蛇，俱酒浸去骨取肉，焙干，各一两　麻黄去节二两　真细辛　竹节白附子　蜜节羌活　真川独活　真犀角　白僵蚕　好镜面朱砂另研　猪牙皂角蜜炙，各一两　南星姜汁蒸二两　全蝎炒一两　真牛黄五钱　真麝香五钱　上四六冰片三钱，草乌，姜汁炒一两　已上如法精制，取净，称过分两为末，牛、麝、片另研，用苏合香油和丸，每丸重一钱。外用蜡，如法包裹，俱用薄荷、灯心煎汤调下。

倒痰散：善开关窍。方重。

人参节五钱　甘草节二分　猪牙皂一钱，去皮弦　真麝香二分　闹羊花三钱，其性毒不宜服。右如数秤过为末，但麝香另研和匀。牙关紧闭，只用二字或四字，吹入耳内或鼻内，即开关。

1　四六：义不明，待考。

斡痰散：亦善开窍。方轻。

真黎芦一钱　川郁金　滑石　川芎,各一钱　上共为细末。口闭不开,即将韭菜叶卷作条,男左女右,斡入鼻孔中即吐。若口开者,用白汤调服。开关,用锋针刺手少商二穴、哑门一穴,俱出血。已上丸散丹四方,俱备开关吐痰之用。

顺气饮：疏风顺气,小中者宜。方轻。

天台乌　陈皮　枳壳　僵蚕　川芎　白芷　甘草　麻黄　桔梗　细辛　生姜,水煎磨木香热服。有痰加南星。

化滞饮：治中风,便溺阻膈。此方轻而重。

川大黄　小枳实　川羌活,各等分　上㕮咀,每服三两,水三升,煎至升半。终日服之,以微和则已,然必外无六经之形证方可用此。服后而内邪已除,外邪已尽,当用苏风汤以从中治。

滋液丹：治老人中风,便溺阻膈。此方重而轻。

麻子仁,另研　川大黄,酒蒸,各一两半　桃仁泥　当归尾　枳实去穰,面麸炒　白芍,各五钱　真人参　生甘草,各三钱　槟榔二钱　右除麻仁、桃仁外,俱为细末,却入二仁泥,蜜丸如梧桐子大,每服七八十丸。温水空心送下,以微和为度。

苏风汤：治中风内外之邪已除,但肝肾虚,筋骨弱,语言迟钝,手足怠缓,宜养气而养血。方重。

人参　黄耆　杜仲　当归　川芎　白术　熟地　独活　芍药　桂　右㕮咀,每服一两,水二盏,煎至一盏,去滓温服。

保和汤：治证同前。方轻。

当归　芍药　白术　独活　芎藭　桂　右㕮咀,每服五钱,水一钟,生姜三片,同煎温服,不拘时。

秦[1]艽汤：治证同前。方重而轻。

秦艽　石膏,各三两　甘草　川芎　当归　羌活　独活　防风去芦　黄芩　白芍　白芷　白术　生地　熟地黄　白茯苓,各二两　细辛五钱　右㕮咀,每服一两,水二盏,煎至一盏,去滓,通口服。如天阴雨,加生姜三大片。如心痞,加枳实一钱。

坠痰至宝丹：治风中脏,痰涎昏冒,及治诸风热,狂言妄语,心神不安。方重。

1　秦：原脱,据其主药及本节体例补。

脑子另研　牛黄另研　朱砂另研,各一钱　川大黄,生,一两　右各研为细末,和匀再研,每服三钱。温生姜、蜜水调下。

已上饮、汤、丹七方,俱备风小中及中腑、中脏三证之用。若风中血脉六经,形症治法详前。

痫风　急倒作声,发搐急慢。病有虚实,药有轻重。

牛黄散:气实者宜。方轻。

牛黄一钱　朱砂　蝎梢炒,各二钱　猪牙皂角蜜炙一钱　右共为末,每服一钱,薄荷汤下。如无牛黄,可用石膏,生为末,以牛胆汁调,阴干代之。

琥珀丹:气实者宜。此方轻而重。

僵蚕,炒　白附子　犀角　沉香,各五钱　朱砂　琥珀,各四钱　牙硝,酒煮一钱　麝香肉五分　猪牙皂蜜炙二钱　白石膏一两,用甘草水煮干。已上共为细末,每服一二钱,薄荷汤调下。

宁神饮:气虚者宜。方轻。

细辛　乌药　苍术　南星炙用、生姜汁淬七次　石菖蒲　白茯神　远志,用甘草浸去滑　人参　用生姜三片,水煎熟,磨沉香热服。

定志丸:气虚者宜。方重。

南星,制同前　酱瓜天麻　细辛　石菖蒲　白僵蚕炒各一两　没药去油　沉香　木香　肉桂　朱砂,各五钱　麻黄一斤熬膏　右为末,以麻黄去根煎水熬膏,将成去滓净,入冬蜜一两,和匀再熬,以稠为度。调前药末为丸如弹子大,每服一丸,小儿半丸,姜汤化下。

夺命丹:虚实皆宜。此方轻重相等。

赤足全蜈蚣一条　蝎梢　乳香　白花蛇肉　朱砂　天南星,制同前　白僵蚕,各五钱　麝香三钱　凡八味,朱砂、麝另研;蛇,酒浸去皮、骨,取净肉;蚕生用,蜈蚣炙,蝎梢炒,与五者共为末,别研;二者和匀,酒为丸,作饼子径四分,煎人参、薄荷、金银花汤磨化一粒,周岁以下者半之。虚者去金银花,实者去人参,小儿虚实加减同。

小儿急慢二惊俱不用金银花,但用金银磨,调服。

偏风　口眼㖞斜。病实药轻。

疏风散:偏风属热属痰,宜辛以散之。此方轻,后方轻而浊。

麻黄一两　白附子　白僵蚕炒　全蝎炒　细辛,各五钱　猪牙皂角蜜炙二钱　连翘去心一两　右为末,每服一钱,薄荷煎汤调下,食后服。

和风散:毒热盛,服前药不效,人气坚实者用之。

防风　川芎　归尾　芍药　连翘　薄荷,各五钱　石膏　桔梗　黄芩,各一两　荆芥穗　山栀子,各二钱半　大黄一两半　滑石三两　甘草一两　右㕮咀,每服一两,加生姜三片,水煎服。服后不更衣,病又不去体,于本方内再加芒硝。

瘫风　半身不遂。病有虚实,左属死血与少血,右属痰、属气虚;药有轻重,左活血与补血,右补气及化痰。

软风　四肢不举。病有虚实,属气、属血、属痰;药有重轻,补气、补血、化痰。瘫风、软风二症同一治法。风痹之症,即软风也。

姜附汤:瘫、软二症,均是气血两虚,但虚中又有大虚、微虚之别,当以脉辨之。大虚者宜。方重。

附子,生　肉桂,各八分　细辛　羌活　当归酒炒　苍术　白芷　干姜　川芎酒炒　人参　防风去芦,各一钱　南星二钱　右㕮咀,生姜五片,水煎酒热服,取微醉。若不用酒,用麝香调服。

参附汤:微虚者宜。方轻。

人参　白芷　细辛　当归　南星　川芎　白附子　羌活　天麻　防风　独活　白术　右各等分,生姜三片,水煎。仍用酒热服,取微醉。

红花归芎汤:病在左者宜。此方轻,病轻者用。重则宜用前二方。

当归身、尾　川芎　熟地酒炒　红花　肉桂　竹沥热　姜汁热　生姜三片,水煎服,仍用酒热。

半夏参术汤:病在右者宜。此方轻,病轻者用,重则仍用前二方。

人参去芦　白术　苍术　半夏　陈皮　白附子　姜汁热　竹沥热　生姜五片,水煎服。

追风透骨丹:治瘫软二风,不分左右。方轻。

白花蛇去头尾,刻骨取净肉为末二两　沉香七钱　木香六钱　虎胫骨　乳香去油　没药去油,各一两五钱　川乌二两　麻黄十斤去根,用水三桶熬至一桶,去滓捣烂,仍投入原汁内,再熬成膏,将前药先捣为细末,候膏成和匀,再捣极匀,为丸,每丸重二钱,用好酒化下一丸。

豨莶丸:治瘫软二风,不分左右。方轻。

豨莶叶及枝头,九蒸九晒,不必大燥,但取蒸为度,杵为末,炼蜜为丸如梧桐子大,空心温酒或米饮下二三十丸。初服所患忽加,不必忧虑。服至四五十服,必复如故。及至六十服,则当丁壮。

痪风　手足拳挛。病属风邪,药宜解散。

风痉　病证详前。痪、痉二风，皆风邪伤于阳经而然，其治同法，宜表。

二麻饮：痪、痉二症，先服此表散风邪。此方轻。

天麻　麻黄　南星　白僵蚕　乌药　白芷　羌活　杏仁　生姜　水煎熟，入麝少许服，进取沾沾微汗。

防风顺气饮：后服此调气疏风化痰。此方轻而又轻。

半夏　乌药　防风　枳壳　桔梗　白芍　蝉蜕　生姜　水煎服。

节风　肢节续断，指甲脱落。病有内因外因，药有重有轻。

接骨丹：内因者宜。方重。

虎胫骨酒炙　自然铜煅，酒淬，各二两　桑寄生　杜仲　当归　何首乌　天台乌　大川芎　破故纸　独活　羌活　五加皮　紫金皮　乳香去油　没药去油　补骨脂　天灵盖煅存性，为末调　乌梢蛇去头皮一条　右已上各一两，如常法精制，浸酒，用天灵盖末，每次三分调服。

仙人丹：外因跌打损伤者宜。方轻而重。

仙人骨灰，此骨去烧人场上寻，取烧过白枯骨　火麻灰，即黄苎麻，做粗布的麻，烧灰存性，右二味各等分为末，用童便一盏、酒一盏调下四钱，即效。未效再服。

导滞散：外因内停瘀血者宜。方重。

川大黄一两　当归二两半　麝香少许　桃仁泥二钱　右为末，每服二三钱，酒调下，以利为度。

破伤风　风从伤处客人。宜表、宜傅。

冲和饮：伤处肿大，身发热者宜。此方表。

羌活　防风　苍术　川芎　白芷　生地　黄芩　细辛　甘草　生姜　葱白，水煎热服，取汗。

二仙散：伤处发热，红肿者宜。此方傅。

杏仁去皮尖捣烂，入白面少许，用新汲井水，调傅伤上，肿消热退而愈。

膝风　腿寒骨痛。病阴，药阳。

乌白散：治本病。方重。

川乌　乳香　没药　肉桂　白芷　人参　川当归，各五钱　防己　牛膝　苍术，各一两　右共为末，每服一钱，生姜、葱白、酒调下。

鹤膝风　两膝肿痛，脚胫枯腊。病有阴阳，药有寒热。

附子汤：气虚者宜。此方重，痢后虚□[1]。此症阳者多而阴者少。

熟地黄酒洗　白术　川当归　黄耆蜜炙　白芍药　杜仲炒，各二两　附子炮，半两　羌活　人参　川芎　防风　牛膝　甘草炙，各一两　右㕮咀，每服四钱，生姜、大枣水煎，食前服。

苦参汤：气实者宜。此方轻。痢后实同。病因热毒未尽而成，此病多属阳。

苦参　羌活　独活　知母　黄柏　黄芩　山茵陈　苍术　当归　防风　赤芍　生地黄　牛膝　威灵仙　泽泻　右㕮咀，水煎，食前用酒热服。或加槟榔、金银花，随症加减。

骨风　膝肿如槌。病热，药清。

木鳖饮：治本病。方轻。

牛膝　防己　白鲜皮　独活　木鳖子炒，纸包捣去油，极干　薏苡仁　天麻　黄芩　赤芍　右各等分，水煎，食后服。

紫金饮：治本病。方轻。

紫金皮一[2]两　羌活　黄柏，各三钱　木瓜五钱　受湿者加苍术二钱，酒煎，空心服。

酒风　行步不前。病毒，药解。

黑豆饮：治本病。方轻。

黑豆一升煮取汁，频频呷之，服自愈。或加葛根，即冲酒，经日不醒者，服一小盏，下咽即醒。

暗风　头旋眼黑，不辨东西。病有虚实，药有轻重。

荆子饮：气实者宜。方轻。

羌活　独活　白芷　旋覆花　熟地黄　防风　天麻　蔓荆子　南星　生姜　水煎。

参芪汤：气虚者宜。方重。

人参　黄芪　大川芎　当归　白术　细辛　附子　南星　白茯神　生姜　大枣　水煎。

大补丸：气虚者宜。方重而重。

熟附子　肉桂　细辛　白术　白芷　干姜　丁香　木香　檀香　沉香　朱砂另研为衣，各一两　人参　当归　川芎，各一两半　共为末，以猪心血调山药粉为丸，每重一二钱，朱砂为衣，空心酒调服。

温补汤：气虚者宜常服。方重而轻。

---

1 □：此字笔画残破，其形稍类"更"，然百般猜度，总难尽合文义，姑存疑。
2 一：原脱。此为主药，其余诸药均用数钱，故主药当不少于一两，因补。

人参　白术　黄耆蜜炙极干　当归　川芎　细辛,各一钱　附子五分　肉桂七分　干姜八分　生姜七片,大枣二枚,水煎空心服。

风眩　痰热相感而动风,风心相乱为闷瞀。病有虚实,药有重轻。

胆膏丸:气实者宜。方轻。

黄连　菊花　石膏,牛胆制,各一两　朱砂　香白芷　全蝎炒　薄荷,各五钱　甘草三钱　右为细末,炼蜜为丸如弹子大,每服一丸,薄荷煎汤调下。

归神汤:极虚者宜。方重。

当归　茯神　川芎　白芷　半夏　白术　真辽参　细辛　右各等分,生姜、大枣水煎,食前服。

风痹　肌肉顽厚,或作疼痛。病因风寒汗湿,药宜辛散取汗。

麻黄桂枝汤:治本病。此方轻,病名有五,不外三因,故同治法。

羌活　防己　苍术　桂枝　杏仁　麻黄去节　独活　芍药　右㕮咀,各等分,生姜、葱白水煎热服,进取沾沾微汗。有痰,加半夏、南星、陈皮。气虚加附子。气实加片子姜黄。随症加减。

痛风　状若锥钻,走历周身。病因风寒温热,药宜辛散温凉。

升麻解表汤:治本病因风而发者宜。方轻。

升麻　羌活　苍术,各一钱　防风　柴胡　甘草,各七分　当归　藁[1]本,各五分　陈皮三分　春加麻黄去节;右㕮咀,水煎稍热服。后以葱汤投之,得汗为愈。有痰加半夏、南星、姜。

干姜温经汤:治本病因寒而发者宜。方重。

白芷　干姜　肉桂　陈皮　川芎　芍药　当归　枳壳　细辛　半夏　麻黄　生姜　右㕮咀,水煎热服,仍取微汗。或加羌活、防己。

苍术渗湿汤:治本病因湿而发者宜。此方轻而表。

苍术　羌活　防风　陈皮　厚朴　汉防己　麻黄　细辛　甘草　右㕮咀,生姜水煎,热服。

三焦丸:治上中下风寒、湿热疼痛。此方重而轻。

南星,姜汁制　苍术,制　黄柏,酒炒,各二两　川芎一两　白芷　桃仁　威灵仙,酒洗　羌活　防己　草龙胆,各九钱　神曲炒,一两　桂枝三两　红花,酒洗,一钱半　右为

1　藁:原作"蒿",据该药正名改。

末,面糊丸如梧桐子大,每服一百丸,空心白汤下。

　　醉仙丹:治本病常服断根。此方平温,人皆可服。

　　茅饥荒[1]　莺爪草[2]　五加皮　右各等分,用好酒擂服。一服止痛,未效再服即效。将三味浸酒,终岁饮之,必断根。只用茅饥荒一味浸酒效。

　　醉倒散:治本病劫剂。此方重而浊。

　　苍术　天麻　全蝎,各三两　川乌制　草乌制　乳香制　没药制,各一两　麝香少许　右为末,每服七分,多则一钱。川胡桃肉去粗皮,捣烂,温酒同调服。服后汗出,身体微麻痛即止。小儿尤减半。

　　黄芩羌活饮:治臂痛。方轻。

　　苍术一钱半　半夏　南星　白术　黄芩酒炒　香附,各一钱　陈皮　白茯,各五分　威灵仙三钱　甘草一分　羌活一钱　右㕮咀,生姜二片,水煎,食后服。凡遇痛风发作,不论何处,但用闹羊花一味煎水洗即止,不可食。

　　刺风　状如针刺,腰痛如锥。病热,清。

　　白鲜饮:治状如针刺。方轻。

　　白鲜皮　金银花　生地黄　当归尾　黄柏　黄芩　羌活　连翘　荆芥穗,各一钱　乌梢蛇,全身焙干,每用一两,同前药煎酒,服之效。

　　茴香散:治腰痛如锥。此方轻,加则重。

　　小茴香　柑子核,各五钱　麝香肉二分　右为末,酒调空心服。或加破故纸、杜仲、胡桃肉。

　　二仙散:治腰痛。方重,逆伤腰痛亦效。

　　胡桃肉,去粗皮二枚　古铜钱一个　右二味同捣烂如泥,酒调空心服。或用鹿角梢,酒磨服效。

　　肝风　鼻闷眼睁,两睑赤烂。病热,药寒。

　　二黄饮:治本病。方轻。

　　黄柏　栀子仁　黄芩　生地黄　防风　薄荷　荆芥　地肤子　草龙胆　右各等分水煎服。

　　心风　健忘多惊。病虚,药补。

1　茅饥荒:草药名,来源不详。
2　莺爪草:草药名,来源不详。

菖蒲饮子：治本病。方重。

石菖蒲 麦门冬去心 熟地黄 黄连 朱砂 白茯苓 酸枣仁,炒为末 右㕮咀,用生姜、龙眼肉同煎熟,调砂、枣二味服一钱。或俱为细末,用猪心血调为丸,以白汤下亦可。

脾风 心多呕逆。病寒,药温。

胃风 不伏水土。腑脏病同,治法一同。

香砂豆蔻饮：治二病。方轻。

苍术 陈皮 砂仁 藿香 厚朴 草豆蔻 右㕮咀,生姜水煎服。宜随症加减。

肺风 鼻塞项疼。病邪,药散。

贼风 发声不响。二症俱属于肺,治法一[1]同。

清肺饮：治二风。此方轻。

川芎 麻黄去节 白芷 羌活 荆芥穗 杏仁 防风去芦 右㕮咀,水煎。

桂蒲汤：风寒邪气,留滞失音。方轻。

辣桂五钱 石菖蒲二钱 右㕮咀,水煎细呷。肾虚声不出,宜大补。

肾风 耳内蝉[2]声,阴间湿痒,寒湿脚气。病有虚实,药有重轻。

益肾汤：耳内蝉声,气虚者宜。方重。

枸杞子 石菖蒲 白茯苓 人参 白术 补骨脂炒 巴戟天 绵黄耆 细辛 右㕮咀,水炼蜜为丸亦可。

平肾丸：耳内蝉声,火盛者宜。此方轻而重。

用黄柏去粗皮净一斤,分作四分：一分蜜炙,一分童便浸炒,一分青盐水浸炒,一分四物煎汤浸,晒干。右共研为细末,面打糊为丸,空心每服三钱,渐加至四钱。非独降火,且善能坚肾。

暖肾丸：阴间湿痒属虚。方重。

硫黄一味,用砂罐盛住,上以明矾覆之,仍用砂罐盖定,以铁线扎,盐泥封固,用水火升炼,半生香,久取黄,为细末,饭为丸,每日空心服三十丸。

花椒汤：阴间湿痒。此方外擦。

红花椒去目并梗,水浸半日,和生杏仁研烂,擦两掌,挪外肾,或加枯矾末同研擦,尤妙。

羌术防己汤：寒湿脚气。方轻。

---

1 一：原缺,据本节上文体例补。

2 蝉：原作"蟾",不通,据下"益肾汤""平肾丸"主治改。

　　羌活　苍术　防己　麻黄　乌药　川牛膝　独活　薏苡仁　五加皮　桂枝　右㕮咀，水煎。

　　芩柏苦参汤：湿热脚气。此方轻而又轻。

　　黄柏　黄芩　大黄酒蒸　苦参酒炒　独活　防己　茵陈　苍术　薏苡仁　木鳖子，炒，纸包捣去油极净　牛膝　右㕮咀，同木鳖粉水煎，食前服。或用酒，热行血。本方凉血。

　　小茴牛膝饮：脚气攻心，小肠气痛。方轻。

　　小茴香　川牛膝　苍术　槟榔　木香　杉木节　青橘叶　右各等分，㕮咀，酒煎。

　　胆风　令人不睡。病虚，药补。

　　灵砂丹：治本病。方重。

　　酸枣仁炒　茯神　人参，各一两　天麻　熟地　麦门冬去心，各七钱　灵砂三钱　右为末，龙眼肉、胶枣肉为丸，每服六十丸。

　　肠风　脱肛泻血。病热，药清。便血直射，一丝[1]如线者，非肠风也。肠风则血涌出。

　　金毛散：治泻血，止血重者宜。方轻。

　　刺猬皮，烧存性　槐花　白茅　归尾　金毛狗　倍子，炒黑　右各等分为末，每服酒调二钱。

　　当归芍药饮：治泻血，止血轻者宜。此方重而轻。

　　当归头　生地黄　白芍药　枳壳炒　防风　荆芥炒　槐花炒　栀[2]子仁炒　坚实黄芩炒　会饮酒加酒炒黄连、地榆、甘草　会饮酒半水半酒煎，空心，略冷服。不会饮酒白水煎。

　　参芪汤：泻血太甚，头眩目花。此方重。如血不止，本方[3]内加止血药。

　　人参　黄芪　升麻　甘草　当归身　白术　川芎　天麻　白芷　右㕮咀，生姜、大枣煎服。

　　柏枝散：泻血、凉血。此方轻而又轻。

　　柏叶按季取之，如春取木枝之类，烧灰调服三钱，愈。又方用干柿烧灰存性，饮下二钱，愈。

　　鳖头散：脱肛属气血虚与热，内服用本症参芪汤。热加黄柏。外用此散托

1　丝：原作"系"，据文义改。
2　栀：原作"枝"，据该药正名改。下同径改。
3　方：原脱，据文义补。

而上之。鳖头烧灰存性为末，真麻油调付，收龟头亦可。小儿脱肛同治法，但小剂耳。

脏风　夜多盗汗。病有重轻，药分大小。

六和汤：重者宜。方大

黄耆蜜炙　防风　白术　麦芽炒　当归身　人参　右各等分，白水煎，磨朱砂少许调服。如不止，加败蒲扇烧灰存性为末，同调服。

桑叶散：轻者宜。方小

桑叶一味，乘露采摘，焙干、碾为末，二钱，空心温米饮调。或值桑叶干者，亦堪用，但力不如熟者胜。

闭风　大便燥涩。病有虚实，药有轻重。

桃仁润燥汤：实者宜。此方重而利。

生地　当归尾　川大黄　生甘草　桃仁泥　麻仁　红花　黑牵牛　右㕮咀，除桃仁、麻仁另研外，余水煎熟，入二仁，空心半热服。

五仁丸：津液枯竭，大肠秘涩，虚者宜。此方轻而润。

柏子仁半两　桃仁　杏仁炒去皮尖，各一两　陈皮四两另为末　松子仁二钱　郁李仁炒二钱　右将五仁研为膏，入陈皮末研匀，炼蜜为丸如梧桐子大，每服五十丸，空心米饮下。

蛋白酒：虚实皆宜。此方轻而又轻。

捣蛋白五六枚，以极热白酒倾蛋白于中，通口服之。蛋白须用微生。

血风　阴囊湿痒。病有虚实，药有重轻。

活血驱风汤：虚者宜。方重。

白芷　细辛　白蒺藜炒　当归　川芎　苍术　薏苡仁　杜仲炒　橘红　右㕮咀，水煎。或加黑豆、防己。忌酒、湿面、房事。外用花椒浸水，入枯矾末和匀，温热洗。

龙胆木通汤：实者宜。方轻。

黄柏　柴胡　泽泻　车前子　木通　草龙胆　红花　羌活　防己　右㕮咀，水煎空心温服。

龙骨麝香散：外肾湿痒，淫烂如瘑[1]。此方傅。

龙骨　石膏，生　五倍子，各等分　白及　乳香　黄草丹[2]，各半分　麝香少许　右为细

1　瘑：未能查到此字。其形似"瘊"（xuǎn），同"癣"，与文义合。疑即"癣"字异写。

2　黄草丹："黄草"或作为"石斛"的修饰词，或代称石斛，但"黄草丹"未能查得为何物，存疑。

末,先以苦参、大腹皮、紫苏茎叶煎汤洗,后用末敷。

男子阴肿大如升,核痛。用马鞭草捣烂涂之。

小儿阴肿。用生甘草水调地龙粪,轻轻涂之。

虚风　风寒湿痒。病虚,药补。

乌风　头面肿块。病虚,药补。

附子细辛汤:治二症。方重。

附子　干姜　肉桂　人参　白芷　细辛　大川芎　当归　生姜　葱白　右各等分,水煎服,宜随症加减。

盛风　语言蹇涩。病燥,药润。

乌梅丸:治本病。方重。

乌梅肉　麦门冬去心　五味子　槐花炒　石膏　诃黎肉　右为末,炼蜜为丸如弹子大,每服一丸。升麻、石菖蒲煎汤调下。

肌风　遍身燥痒。症治俱同气风。

气风　肉如虫行。二症有虚实,虚益气汤。二药有重轻,实凉血饮。

体风　身生肿毒。症治同后三风。

顽风　不忍痛痒。

毒风　面上生疮。

头风　多饶白屑。四症风热,用药清凉。均用凉血饮。

益气汤:肌、气二风虚者宜。此方重。

乌梢蛇全身焙干一两　人参　黄耆　白术　当归身　升麻　羌活　右㕮咀,酒煎服之。

凉血饮:肌、气、体、顽、头、毒,六风实者宜。此方轻。

白鲜皮　金银花　生地黄　当归尾　黄柏　荆芥穗　羌活　黄芩　连翘去心,各一钱　乌梢蛇全身焙干,每用一两,同前药煎酒服之。

脑风　头旋偏痛。病有虚实,药有轻重。

羌活白芷饮:治本病气实者宜。方轻。

羌活　薄荷　芎藭　白芷　石膏　蔓荆子　菊花　右㕮咀,水煎,以酒少许热服。大盛者忌酒。

附子绿豆饮:治本病气虚者宜。方重。

用附子一枚,重一两,去皮脐,将绿豆子一大升,均作三次煮,待豆极熟取出。将附子焙干为末,撒入豆内阴干,先将三次煮豆服之尽,又将二次煮的服之尽,又将初次煮的服之尽,即愈。

二白散：治头偏痛，痰火者宜。方轻。

白附子　白芷　牙皂，各一两　右为细末，用细茶一大撮煎浓调服。早一钱，晚一钱。如左痛顺左睡，右痛顺右睡，睡醒痛止。

芎芷饮：治左头痛，属血属风。方轻。

川芎　当归　白芷　细辛　荆芥　薄荷　羌活　防风　有痰加半夏、陈皮、茯苓。生姜水煎，或用酒热服。

薄荷饮：治右头痛，属痰属热。方轻。

石膏　薄荷　黄芩　藁本　羌活　如痰盛加牛胆南星、桔梗。有风加荆芥。生姜水煎，仍或用酒热服。

参芪饮：治头旋偏痛，气虚者宜。方重。不分左右。

人参　黄耆　白芷　川芎　白术　天麻　白茯苓　细辛　重者加肉桂、干姜。有痰加南星，姜汁浸炒。血虚者加当归。挟风者加羌活。生姜三片、大枣一枚，水煎空心服，仍或用酒热。

消风散：治头旋偏痛，虚风者宜。方轻。

细辛　白芷　川芎，各一两　共为细末，每用五钱，入牛髓内和匀，以酒煮极熟，再入好酒，尽量服之，以醉为度，醒后病愈。

生菜汁：治头偏痛。方轻。

生菜汁一蚬壳，仰卧注鼻中，左痛注右，右痛注左，或两鼻俱注。亦可数十年患，有一注而愈。

髓风　臂臑酸疼。病邪，药散。

麻黄白芷细辛汤：治本病。方轻。

麻黄　羌活　独活　苍术　石南藤　白芷　细辛　威灵仙　薄桂　右㕮咀，水煎。

微行饮：治本病。此方轻而又轻。

桑枝一小升，细切炒香，以水三升，煎取二升，一日服尽，无时。可以常服。

皮风　素白癜癣。病毒，药解。

历风　颈斑剥。二症一法。

追毒仙丹：治二病。此方轻。又善解轻粉毒、诸癣。

钟乳石粉一钱　真珠三分　豆朱砂一钱　冰片三分　右为末，每日服一次，止用三分，浓煎土茯苓汤调下。

化毒丹：治二症。此方重，治鹅掌癣亦效。

蜈蚣二条焙干　白蒺藜　穿山甲　归尾　白芷梢　赤芍　白鲜皮　生地黄　金银花　僵蚕　八角风　黄柏　黄连　全蝎　天花粉　野菊花　独活　皂角刺　猪牙皂　甘草梢　右哎咀,水煎服。服药时要吃猪羊发毒之物,先三四帖加麻黄,后去麻黄,加蒸大黄、土茯苓。

二黄散:治二症。此方重。

红砒　枯矾,各一钱　雄黄二分　硫黄一分　升硝丹头一分　松香二分,右为末,擦癣上。

七枝汤:治二症。此方洗。

榆,俗云蘽子柴、柳、桃、槐、杏、练、楮,俗云桲[1]树,生红子者佳,七树枝煎水洗癣。

鼃[2]风　面生朱点。病毒,药解

解毒饮:治本病。此方轻,俗云谷嘴疮。

连翘　苦参　黄连　雄黄　白芷　贝母　霜白皮　知母　右哎咀,酒煎温服。加甘草。

红白散:治本病。此方轻。兼治酒皶鼻。

朱砂一两　石膏一两　蓖麻子炒,纸包捣去油极净,五钱　共为细末,每临卧时,用荆芥、细茶泡浓汤,调下一钱,作一口服,及饭后服。每日三次,七日见效。一方酒皶鼻,用蜜炙枇杷叶为末,用水调服。

桑叶防风散:治本病。此方轻而又轻,兼治酒皶鼻。

桑叶四两去毛　栀子仁一两酒炒　防风一两　共为末,酒调服。酒皶鼻,外以凌霄花捣烂涂之。

虎风　发吼羊叫。病邪,药解。

牛黄丸:气虚者宜。方重。

牛胆南星　白附子,各一两　皂角蜜炙　朱砂　雄黄　白僵蚕　全蝎炒,各五钱　麝香二钱　生川乌三钱　共为末,炼蜜为丸,如弹子大,每服一丸,姜汤调下。宜加琥珀。

珍珠丸:气实者宜。方轻而重

牛黄　珍珠,各五钱　朱砂　全蝎炒　僵蚕炒　牛胆南星　石膏,各一两　酒蒸大黄二两　右为末,炼蜜为丸如弹子大,每服一丸,薄荷汤化下。小儿半丸,又治急惊。

大风　成片烂疮。病风湿热毒,药疏渗清凉。

---

1 桲:实为"榖"的音误。榖树即桑科植物构树。

2 皶:原作"瘥",后世或作"渣""皱"等,今据《本草纲目》卷四"面"改。下同径改。

何首乌饮：治本病。此方重而轻。

防风　何首乌　当归身尾　牛蒡子　白僵蚕　胡麻　升麻　苦参，各一两　蒺藜二两　皂角刺三两　荆芥　天麻　威灵仙　汉防己　金银花二两　赤芍　生地，各一两　草乌一钱　右㕮咀，如常法，浸酒服。

厉风　身生风堆，色赤不痒，虫食疼痛，发甲脱落，死。病毒，药解。

醉仙丹：治在上起。方轻。

胡麻子　牛蒡子　蔓荆子，各五钱，三味一处炒　白蒺藜　苦参　瓜蒌根　防风，各五钱　右为末，每用十五钱，入轻粉二钱，一处拌匀，每服一钱，茶清调下，晨、午、夕各[1]一服。后五七日先于牙缝内出臭黄涎涕，浑身疼痛，昏闷如醉，次利下脓血，病根乃去。

再造散：治在下起。方重。

郁金，生，半两　川大黄炮　白牵牛六钱，半生半炒　皂角刺炮，一两　玄明粉一两　右为末，每五钱，日未出，面东以无灰酒下，尽量为度。晚利黑头小虫，病稍轻者，止利如鱼肠臭秽物。忌毒半月，但食稠粥软饭，渐生眉毛皮肤。如当甚者，不过三两次。利后切不可妄有劳动，及终身不得食牛、马、骡、驴等肉，犯者死不救。

苍耳丸：愈后调养。方重而轻。

苍耳子　黄精　黄柏炒　浮萍　牛蒡子　苦参　酒蒸板[2]　真乌梢蛇肉　胡麻　右㕮咀，随症加减，定分量，精制晒干为末，米糊为丸，久服以断根。

蛇蜕汤：未愈时，一日浸洗周身。利后二三日禁用。

蛇蜕一两　金银花　皂角刺　荆芥穗　苍术　麻黄　苦参　苍耳子　各样驱风化毒之药，多采浓煎汤，浸洗周身，多用紫背浮萍为妙。

长松饮：可常服。即百骸腐溃，亦宜兼可常服。

长松[3]生古松下，取根饵之皮，色如莽苊[4]，长三四五寸，味微苦，类人参，清香可爱，无毒，益人，杀虫。

产风　四肢疼痛。病虚，药补。

当归天麻饮：治本病。方重。

当归　川芎　人参　川乌　肉桂　苍术　白芷　羌活　天麻　右㕮咀，生姜水煎，酒热服。

1　各：原作"合"，不通，据文义改。

2　酒蒸板：此或为某药别名，或为草药名，未能考得其来源，存疑。

3　长松：此药唐、宋、明代均有记载，但其形不一，来源不明。

4　莽：原作"芃"，据宋·王辟之《渑水燕谈》卷八改。

伤　风

　　夫风，清也，阴也，有气无形而以神用，周旋磅礴，靡所不入，故云属阳经。曰"伤于风者，上先受之"；又曰"贼风[1]虚邪者，阳受之"，而风多伤乎肺者何？肺虽为手太阴，而其位居上，为华盖，主气属阳。上受、阳受，类相感也。皆由肺气虚薄，腠理不密，风邪乘虚而袭入之者也。肺气合于皮毛，开窍于鼻，天籁以鸣。而邪之初伤，先客皮毛，故其候头痛，鼻流清涕，鼻塞声重，咳嗽有痰，壮热恶风。恶风者，仇之也。且肺易伤而难愈，以肺为娇[2]脏，喜清虚而嫌窒碍，怕寒凉而恶燥热。又用汤药则径过，欲针灸则不及，诚难为治也。若有感冒，风则散之，寒则温之，热则清之，湿则燥之，虚则补之，浮则敛之，随所现之症而用所宜之药。

　　其治初伤之药品，则宜专用清轻。上行之阳气，不可遽用重滞下凝之阴质。久则宜补宜敛。即如伤风，专行表散，风邪去而诸症自除，不必以各证之品杂之，使势分力薄，徒增缠扰。此所谓拔本塞源之治也。若内伤重而外感轻，即有风邪鼻塞咳嗽无痰诸症，又宜补益中气为主，少佐以辛散之品。盖正不胜邪，邪以干正，正复而邪自退，此邪正不两立之至理也。

　　然伤于风则必咳嗽，而五脏六腑皆能令人咳嗽，非独肺也。惟肺为腑脏之门户，声音出焉，故治各经咳嗽而不兼清舒肺金，无是理也。此六淫之咳嗽，因风而详。至于七情伤乎五脏而作咳嗽，又非药饵所独能疗，当以人事兼制之。如怒伤肝，以忧胜而用恐解；喜伤心，以恐胜而用怒解；忧伤肺，以喜胜而用怒解；思伤脾，以怒胜而用喜解；恐伤肾，以思胜而用忧解。性情、饮食、药饵，三者互相为用，参和适中，而五脏之伤可必瘳矣。若内伤干咳、痰咳、血咳，华佗所谓邪嗽，孙真人所谓疰嗽，则于燥火附见焉。然治六淫咳嗽，稍失其宜，久嗽不已，亦成内伤痨瘵，多致莫救，可不慎欤！

辩诸咳证

　　咳者有声无痰，本伤于气；嗽者无声有痰，本伤于血。血气两伤，声痰俱

1　风：原脱，据《素问·太阴阳明论篇》补。
2　娇：原作"骄"，据宋·陈自明《妇人大全良方》卷六"妇人劳嗽方论"改。

有，而为咳嗽。风咳，咳频痰清、鼻失香臭；热咳，痰浓，鼻闻腥臭；寒咳，痰薄，口淡失味；肺咳，咳则喘息有音，甚则唾血；心咳，咳则心痛，喉中介介如梗，甚则咽肿喉痹；肝咳，咳则两胁下痛，甚则不可以转，转则两胠下满；脾咳，咳则右胠下痛，阴阴引肩背，甚则不可以动，动则咳剧；肾咳，咳则腰背相引而痛，甚则咳涎。此五脏各以其时受病，如春则肝先受邪，夏则心先受邪，非其时各传以与之。

肺咳不已，则大肠受之，大肠咳则遗失；心咳不已，则小肠受之，小肠咳则失气，气与咳俱失。肝咳不已，则胆受之，胆咳呕苦汁；脾咳不已，则胃受之，胃咳而呕，呕吐痰沫或呕血、呕长虫出；肾咳不已，则膀胱受之，膀胱咳则遗溺。此五脏之久咳，乃移于六腑。暴咳日间多汗，久咳膈内郁痰。虚咳不时善感，气乏声清；实咳痰唾稠粘，气促声辟。支饮咳，涎涌气逆，胸满膈痛。气咳，抑郁痞闷，上气喘急。

肺气　即喘病也，古谓之肺气。

肺气，脏之虚也。盖肺气虚则脉大，脉大则不得倒卧。又有风寒外袭，解表未清，邪气伏藏，痰涎浮涌，填塞肺脘，以致呼吸逼迫连属，不能以息也，亦不得倒卧，当以脉症辨之。然实喘声粗厉而气奔急，虚喘声低乏而气差缓。虚宜峻补，使气归元；实宜疏散，使肺金清利。

喘　即吼病也，今谓之吼。

吼以声响名，喘促、喉中如水鸡声者是也。其证有三：一曰寒，二曰热，三曰水。病热者，发于夏而不发于冬；病冷者，遇寒则发也。水病者，胸胁满闷，脚先肿也，但腹有湿热。欲验喘病是水不是水者，小便涩，脚微肿而喘者，水症也，当作水治之。小便不涩、脚不肿，只作喘治之。

肺气胀满　即喘胀症。

肺气者，呼吸气促；胀满者，肚腹膨胀。二症不同而又相因者也。盖肺与脾本为母子，而喘与胀互为根苗。喘主肺而胀主脾，脾倦则肺必伤，是母病而子亦病，胀则必生乎喘。肺虚则脾必乏，是子虚而母亦虚，喘则必生乎胀。此二症相因为病，根苗互发者也，宜审标本先后而处治。先喘而后胀者，是肺为本而脾为标。肺气上而不下，滞而不行，脾土因之而虚倦焉，为腹胀、为足肿，此必然之症也。症似有余，实为不足。盖由正气滞着而成病，岂可复用利水之剂以伐其本乎？惟宜养金补水、固中气，以滋养其化源，使肺金敛实而气归其源焉可也！若先胀而后喘者，是脾为本而肺为标。脾气倦而不运，困而不醒，肺金因之而虚浮焉，为喘急、为假满，此必然之症也。症为不足，实非有余，盖由中气衰弱而成病，岂可复用消耗之品以戕其根乎？惟宜补脾燥湿，益肺金以保完其母气，使脾土坚厚，而气复其位焉，可也！此治肺气胀满相因之大法。然先喘而后胀者，即用峻补而多凶，以其肺气先散而脾土又败，实难为治也。先胀而后喘者，能服峻补而偶痊，以其脾土虽困，而肺气未散，庶或可以维持也。遇斯二症，不可不先为之图。

随症调治

肺经初客风邪　发热恶风头疼，咳嗽鼻塞声重，涕唾稠粘，或鼻流清涕；宜用：

上清饮：

荆芥　防风　细辛　杏仁　前胡　藁本　半夏　陈皮　甘草　右㕮咀，生姜三片，葱白连须三根，水煎。有汗加桂枝、白芍，无汗加麻黄。热甚加柴胡、黄芩。遍身痛加羌活。头痛甚加白芷、川芎。胸塞气紧加枳实、真苏子。伤风见寒加肉桂。咳甚，一二帖后加旋覆花、桑白皮。咳则胁痛加青皮。咽干痰盛去半夏，加薄荷、石膏、干葛。

元气内虚，外感风邪，头痛鼻塞，咳嗽无痰，身热恶风，有汗等证宜用。

中和汤：川芎　细辛　桂枝　防风　柴胡　陈皮　人参　右㕮咀，生姜水煎服。汗出甚加浮麦子。遍身痛加羌活。咳甚加桑白皮、五味子。

风嗽　嗽频痰清，鼻失香臭。病有虚实，药有重轻。

麻黄杏仁汤：气实者宜。方轻。

荆芥　杏仁　麻黄　白芍　桔梗　半夏　甘草　生姜　葱白　右㕮咀，水煎。

细辛防风汤：气虚者宜。方轻而重。

细辛　防风　半夏　陈皮　苏叶　苍术　桂心　川芎　石菖蒲　右㕮咀，生姜水煎。

热咳　痰浓，鼻闻腥气。病热，药泻。饮冷水一二呷而暂止者是。

知母石膏汤：治本病。方重。

桔梗　薄荷　荆芥　知母　玄参　黄芩　瓜蒌仁　石膏　甘草　黄柏　青皮　乌梅　右㕮咀，水煎。

寒咳　痰薄，口淡失味。病虚，药补，呷热汤而暂止者是。

温中汤：治本病。方重。

干姜　白术　陈皮　半夏　细辛　人参　五味子　肉桂　生姜　大枣　水煎。

肺咳　喘息有音，甚则唾血。病有三等，药有三品。秋。

荆芥饮：肺实咳嗽者宜。方轻。

荆芥　麻黄　桔梗　杏仁　甘草　水煎。喘甚加皂角，炙。有痰兼加半夏。

人参汤：肺虚咳嗽者宜。方重。

生南星　人参　陈皮　乌药　枳壳　真苏子　右㕮咀，生姜五片水煎，磨木香热服。

阿胶饮：肺咳唾血宜。方重。血证，详见燥火。

桑白皮　麦门冬　黄柏　知母　生地黄　阿胶　归尾　有痰加贝母。右㕮咀，水煎。

心咳　心痛，喉中介介如梗，甚则咽肿喉痹。此症宜先表散，后和解，病热，药清。夏。

葛根汤：心咳先服。方轻。

荆芥　赤芍　桔梗　升麻　干葛粉　黄连　栀子仁　甘草　薄荷　右㕮咀，水煎。

连翘饮：心咳后服。方轻。

天门冬　栀子仁　贝母　连翘　生地　玄参　甘草　右㕮咀，水煎。

甘桔汤：心咳，止惟咽肿喉痹者宜。方轻。

甘草　桔梗　玄参　升麻　右㕮咀，水煎。

肝咳　两胁下痛，甚则不可以转，转则两胁下满。病邪，药散。春。

麻黄荆芥饮：肝咳者宜。方轻。

麻黄　白芍　荆芥　杏仁　前胡　青皮　甘草　右㕮咀，水煎。

脾咳　右胁下痛，阴阴引肩背，甚则不可以动，动则咳剧。病邪，药散。四季。

温脾饮：脾咳者宜。方轻。

草果仁　苍术　陈皮　厚朴　半夏　藿香　天台乌　川芎　右㕮咀，生姜水煎，磨木香热服。如遍身痛加羌活，有积加香附。

肾咳　腰背相引而痛，甚则咳涎。病寒，药温。冬。

细辛汤：肾咳先服。方轻而重。

细辛　麻黄　桂枝　乌药　羌活　苍术　小茴香　右㕮咀，生姜、葱白水煎。表散。

参术汤：肾咳后服。方重而轻。

人参　白术　陈皮　当归　乌药　干姜　细辛　右㕮咀，水煎磨沉香热服。和解。

大肠咳　肺咳不已，移于大肠，咳则遗失。病虚，药补。

庚金散：治本病。方重而轻。

砂仁　诃子肉　人参　白术　陈皮　干姜　右哎咀,生姜、大枣水煎,磨木香热服。甚则宜升。

小肠咳　心咳不已,移于小肠。咳则失气,气与咳俱失。病虚,药补。

丙火汤:治本病。方重。

人参　茯神　桂心　白术　黄耆　细辛　当归　川芎　右哎咀,生姜、大枣水煎,磨沉香热服。甚亦宜升。

胆咳　肝咳不已移于胆,咳呕胆汁。病有寒热,药有温清。凡治病遇有呕症,甘草宜少用,甘满故也。

甲木饮:寒者宜。方轻。

砂仁　半夏　人参　陈皮　白术　白茯　苏子　细辛　生姜,水煎。

泻火汤:热者宜。方轻。

黄连,姜汁炒　竹茹　栀子仁炒　枳实　陈皮　生姜,水煎。

胃咳　脾咳不已移于胃,咳呕痰沫,呕长虫出,或呕血。病有寒热,药有温凉。血证详见燥火。

戊土汤:胃咳,呕吐痰沫者宜。方重。

干姜　砂仁　白术　陈皮　半夏　藿香　草果仁　白茯　炙甘草　生姜　水煎。呕长虫出加乌梅。

清胃汤:胃咳,呕长虫出者宜。方轻。

黄连,姜汁炒　乌梅　枳实　陈皮　香附　炙甘草　竹茹　生姜　水煎。

凉血汤:胃咳,呕血者宜。方轻。

栀子仁炒　黄芩　白茅　知母　桔梗　甘草　侧柏叶　赤芍　生姜　水煎。

温胃汤:胃咳,呕血者宜。方重。

人参　白术　干姜　白茯　陈皮　砂仁　生甘草　半夏　生姜　水煎服。

膀胱咳　肾咳不已,移于膀胱,咳则遗溺。病虚,药补。

温腑汤:膀胱咳者宜。方重。

干姜　益智仁　川芎　细辛　黄耆　人参　白术　荜澄茄　右哎咀,水煎。

暴咳　日间多汗。病邪,药散。

桔梗饮:治本病。方轻。

前胡　枳壳　桔梗　防风　杏仁　贝母　桑白皮　浮麦子　右哎咀,水煎。汗出多属虚,加参、术。又不止,加桂枝、白芍。再不止,加麻黄根。咳不止加旋覆花。

久咳　膈内郁痰。病有虚实，药有重轻。

青皮饮：气实者宜。方轻。

陈皮　香附　青皮　枳实　牛胆南星　贝母　黄连，姜汁炒　水煎。

蛤粉散：痰盛者宜。方轻。

蛤粉一味，新瓦炒令通红，拌青黛少许，以净薺水滴麻油数点，调服。

白花膏：火盛者宜。方轻而又轻。

细茶一撮，栀子炒黑三枚，桑白皮寸半，水煎。热入炼熟蜂蜜三四茶匙，调服。

泻肺丹：肺热久咳者宜。方重。

枇杷叶　木通　款冬花　杏仁　桑白皮　紫菀　大黄减半　右各味俱等分，如常法精制，共为细末，炼蜜为丸如樱桃大。食后临卧时嚼化一丸。

脂膏丹：肺虚久咳者宜。方轻而重。

白米糖一大片，猪板膏一小片，同安饭甑上，一齐蒸化和匀，每日早晨食之。不必另张开蒸。

虚咳　不时善感，痰涎或有或无，气乏声清。病虚，药补。

固本汤：治本病。方重。

人参　白术　五味子　当归身　黄耆　陈皮　升麻　柴胡　生姜　大枣　水煎。痰加半夏。

实咳　痰唾稠粘，气促声辟。痰实，药泻。

竹沥饮：治本病。方轻。

枳实　竹沥　苏子　萝菔子　桔梗　桑白皮　杏仁　姜汁　牛胆南星　生姜，水煎。

支饮咳　涎涌气逆，胸满膈痛。病实，药泻。

竹茹汤：治本病。方轻。

桔梗　竹茹　枳实　萝菔子　苏子　白芥子　青皮　杏仁　竹沥　桑白皮　姜汁，水煎。

气咳　抑郁痞闷，上气喘急。病逆，药顺。

顺气饮：七情抑郁，气咳者宜。方重。

枳壳　香附　真苏子　前胡　天台乌　槟榔　水煎，磨沉香热服。挟寒加厚桂、细辛。有痰加半夏、橘红。气虚加参、术。血虚加芎、归。

肺气　呼吸奔迫连属，不足以息。病有虚实，药有补泻。

参术饮：肺虚喘急，有汗者宜。方重。

人参　白术　五味子　槟榔　赤芍　陈皮　天台乌　有痰加贝母、半夏。水煎,磨沉香热服。

瓜蒌汤:肺实喘急,有汗者宜。方轻。

瓜蒌子　萝菔子　芥菜子　枳实　天台乌　桑白皮　真苏子　杏仁　桔梗　水煎,熟磨沉香热服。有痰加贝母,或加青皮、皂角炙。

麻黄汤:肺气喘急,无汗者宜。方轻。

麻黄　荆芥　杏仁　桑白皮　真苏子　甘草　干葛　前胡　桔梗　水煎,热服取汗。

白术饮:中虚喘急者宜。方轻而重。

人参　白术　白茯　乌药　陈皮　木香　半夏　槟榔　生姜　水煎,磨沉香热服。

附子汤:肾虚喘急者宜。方重。

附子　人参　白术　干姜　破故纸　肉苁蓉　黄耆　半夏　天台乌　生姜　大枣　水煎,磨沉香一钱,热服。

喘　气急声响,俗名吼病。病有寒、热、水,药有温、清、渗。

温中汤:吼病遇风寒而发者宜。方轻。

干姜　麻黄　荆芥　桂枝　杏仁　苍术　桔梗　枳壳　川芎　南星　陈皮　厚朴　生姜　葱白,煎热服,进取汗。

清凉饮:吼病遇热而发者宜。方轻。

瓜蒌子　黄芩　栀子仁　枳实　大黄　黄连　桔梗　甘草　萝菔子　玄明粉调,水煎服。

利水汤:吼病遇水而发,溺涩脚肿者宜。

苍术　厚朴　陈皮　葶苈子　甘草　车前子　木通　肉桂　乌药　枳实　生姜,水煎。

遇仙丹:治诸吼病。方重。此方善治痰火,妙。

木香　沉香　硼砂　皂角,生　郁金醋炒　青礞石,牙硝煅　萝菔子　玄胡粉　半夏,生,各五钱　金凤子[1],另研极烂一两　硇砂二钱　雄黄三钱　麝香一钱　枯矾　苏子另研烂　石膏　天南星,生,各一两　大黄二两　右共为细末,将牛胆取汁调稀,以猪脬[2]包,阴干,每服八分,量人大小虚实,白汤调下。或服一钱。

一方,不论诸吼,独用瓜蒂一味,或生磨、或水煎,吐之。

---

1 金凤子,即金凤仙花子,又名急性子。
2 脬:原作"脄",未查得此字。据文义,此即猪脬(膀胱),因改。

肺气胀满　喘则必胀，胀则必喘。病有标本，药有缓急。

参附汤：先喘后胀者宜。方重。而重

人参五钱　附子　小茴香，各二钱　白术五钱[1]　生姜五钱　水煎，磨沉香二钱，热服。

附术汤：先胀后喘者宜。方重而重。

白术四钱　附子　槟榔　人参，各三钱　干姜二钱　生姜一钱，水煎，磨沉香二钱，热服。

二姜汤；二症喘定，俱宜服此治症。方重而重。

砂仁　良姜　干姜　丁香　沉香　木香　白术，各一两　附子、人参，各五钱　真阿魏五钱　酒浸一宿，擂烂。余俱为细末，以阿魏酒调面，打糊为丸，每服二钱，姜汤送下。

1　钱：原脱，据该方体例与用量补。

卷之四[1]

---

1 卷之四：原作"卷之"，字体不同，当系剜改。今据原目录及卷次顺序补正。又此前原有"医经臆语"书名，乃初版书名残留。今按现代校点体例统一删除卷前书名，加注说明。

伤　寒

夫寒者，天地严凝肃杀之气也。人元气虚薄，冬不固密，触冒寒邪，或即病、或不即病，或加以风邪、暑邪、湿邪而为病，其名有六：有中风、有伤寒、有风湿、有湿温、有热病、有温病。自霜降至春分，伤风冷即病者，谓之伤寒；冬受寒气，春又中风而病之者，谓之温病；至夏发者名热病；病而多汗者，谓之湿温；其伤八节虚邪者，谓之中风。故《内经》云"病热者，皆伤寒之类也"。而俗谓"诸病皆因伤寒起"，职此。盖巨阳者，诸阳之属也，其脉连于风腑，而为诸阳主气也。三阳之气，惟巨阳之脉浮，气在头中而外达皮毛。故伤寒一日，太阳先受之，必头项痛、腰脊强。二日，阳明受之。阳明主肉，其脉侠鼻络于目，故身热目疼、鼻干、不得卧。三日，少阳受之。少阳主胆，其脉循胁络于耳，故胸胁痛而耳聋；四日，太阴受之。太阴脉布胃中，络于嗌，故腹满而嗌干。五日，少阴受之。少阴脉贯肾、络于肺，系舌本，故口燥、舌干而渴。六日，厥阴受之。厥阴脉循阴器而络于肝，故烦满而囊缩。若三阴三阳、五脏六腑皆受病，荣卫不行，五脏不通，则死矣。其不两感于寒者，七日，巨阳病衰，头痛少愈。八日，阳明病衰，身热少愈。九日，少阳病衰，耳聋微闻。十日，太阴病衰，腹减如故，则思饮食。十一日，少阴病衰，渴止不满，舌干已而嚏。十二日，厥阴病衰，囊纵，少腹微下，大气皆去，病日已矣。

夫伤寒始自太阳，逆传阳明，至于厥阴而止。六经既别，治法不同。邪入阳经气分，则太阳为首，属膀胱，脉必浮，轻手便得，非发汗则不愈。必用麻黄者，以麻黄生于中牟，雪深五尺，有麻黄处，雪则不骤盖。此药能通内阳气，却外寒也。阳明属胃邪在经，宜表邪入胃腑，非通泄则不愈，必用大黄、芒硝以利之。少阳属胆，无出入道，柴胡与半夏能利能汗，佐一黄芩，非此不解。邪入阴经血分，则太阴为先，属脾邪客于经，尤宜微汗而解。及入脾脏，脉必沉，重手方得。脾，中州土也，性恶寒湿，非干姜、白术不能温燥。少阴属肾，性畏寒燥，非附子必不能温。厥阴属肝，藏血养筋，非温平之药不能润养，此经常之道也。今多不知伦类，妄意进饵，遂致错乱，诸症蜂起，夭伤人命，可不究辨？且三阳病，汗、下、和解，人必知之。至太阴脾经，温燥不行，必当温利，自阳明出，如温脾丸用大黄者是也。少阴肾经[1]虽用附[2]子，复使麻黄，则知少阴亦自太阳出。厥阴用桂，自少阳出阳[3]明矣。及其二阳郁闭，皆当自阳明出，故三阴皆有下证。如少阴口燥咽干、下利清水；太阴腹满时痛；厥阴舌卷囊缩，皆当下之。学者宜详审，不可率易投也。

且伤寒之邪虽无定体，而浮沉之脉实有定法：浮而有力、无力，是知表之虚、实。沉而有力、无力，是知里之寒热。中而有力、无力，是知表里缓急。治之之法，先分表里、寒热、阴阳、虚实、标本。先病为本，次病为标；急则治标，缓则救本。问证以知外，察脉以知内，全在活法二字，不可拘于日数。但见太阳证，当攻太阳；见少阴证，当攻少阴；见中寒，当救中寒。或见三证，必便作主张，不必悉具。乃如何处治，此为活法。若同而异者，明之似是而非者，辨之在表者，汗之散之；在里者，下之利之；在上者，因而越之；下陷者，升而举之；从乎中者，和解之；直中阴经者，温补之。若解表不开，不可攻里。日数虽多，但有表证而脉浮者，尚宜发散。此事不明，攻之为逆。《经》云："一日尚引日，再逆促命期。"若表证解而里证具者，不可攻表。日数虽少，但有里热证而脉沉实者，急当下之。此事不明，祸如反掌。《经》云：邪寒未除，复加燥热，抱薪积火矣。如直中阴经，真寒证，无热，恶寒不渴，或有热、或自汗。脉微弱无力，或浮大而虚。急宜温补，切禁寒凉。此事不明，杀人甚速。正谓非徒无益，而反害之。阴证似阳者温之，阳证似阴者下之。阳毒者，分轻重下之；阴毒者，分缓急温之。阳狂者下之，阴厥者温之。温热发黄者，利之下之。血证发黄者，清之下之。发斑者，清之下之。谵语者，下之温之；痞满者，消之泻之；结胸者，解之下之；太阳证似少阴者，温之；少阴证似太阳者，汗之；衄血者，解之止之；发喘者，汗之下之；咳嗽者，利之解之；正伤寒者，大汗之、大下之；感冒暴寒者，微汗之、微下之；劳力感寒者，温散之；温极病者，微解之、大下之。此经常之要法也。若脉证不明，误用麻黄，令人汗多；亡阳误用承气，令人大便不禁；误用姜、附，令人失血发狂。正为寒凉耗其胃气，辛热损其汗液，燥热助其邪热。庸医杀人，莫此为甚，可不慎钦！

---

1 经：原误作"短"，据文义改。
2 附：原误作"陪"，据文义改。
3 阳：原脱，据文义补。

辩三阳经证[1]

伤寒初病，发热、头痛、项强，渐至唇焦舌燥、烦渴喜冷、面色平等、语言清亮、手足温暖、爪甲红润。身轻易于转动，呼吸出乎自然。大便或秘或硬，小便或赤或涩，脉浮、洪、数、实者，此皆阳证、阳脉也。治用汗、用下、用吐、用和解，必当随证轻重，斟酌行之。

太阳经见证

头项痛，腰脊强，发热，恶寒，恶心，是足太阳膀胱经见证。假如先起恶寒者，本病；已后发热者，标病。若有一毫头痛、恶寒、身热，不拘日数多少，便宜发散，自然热退身和，有何变证？

辩证：表虚自汗，为风伤卫气，宜实表。表实无汗，为寒伤荣血，宜发表。

辩脉：脉浮紧有力，为伤寒；脉浮缓无力，为伤风。

辩治：发表，麻黄汤；实表，桂枝汤；小便难、身痛，五苓散。

阳明经见证

目痛，鼻干，不眠，微恶寒，是足阳明胃经见证。假如先起目痛、恶寒、身热者，阳明经本病。已后潮热、自汗、谵语、发渴、大便实者，正阳明胃腑标病。本宜解肌，实宜急下，只看消息用之。

辩证：目痛，鼻干，微恶寒，身热，病在经；潮热，自汗，谵语，发渴，便实，不恶寒，病在腑。

辩脉：脉见微、洪为经病，脉见沉、数为腑病。

辩治：目眶痛，鼻干不眠，无汗恶寒，升麻葛根汤。渴，有汗，微恶寒，桂枝汤。无汗，脉浮，其人喘，麻黄汤。渴，有汗，恶寒，舌上胎黄，白虎汤。潮热，自汗，谵语，发渴，揭去衣被，扬手掷足，斑黄狂乱，不恶寒，反怕热，大便实，大柴胡汤。

少阳经见证

耳聋，胁痛，寒热，呕，口苦，是足少阳胆经见证。假如先起恶寒，身热，耳聋，胁痛者，本病。已后呕，舌干，口苦者，标病。缘胆无出入，病在半表半里之间。此经禁汗、下、吐。治之得法，有何坏证？

---

1 证：目录此下有"脉治法"，今以正文为准。

辩证：耳聋，胁痛，寒热，呕而口苦、舌干，便属半表半里证，不从标本，从乎中治。

辩脉：脉见弦、数，本经证。

辩治：耳聋，胁痛，寒热，呕而口苦、舌干，小柴胡汤。本方自有加减法，此经再无别汤。

三阳经正方 加减观后。

桂枝汤：桂枝　芍药各三两　甘草二两，炙　生姜三两，切　大枣十二枚，擘

此汤原治有汗伤风，但仍能进取微汗。

麻黄汤：麻黄去节三两　桂枝去皮二两　炙甘草一两　杏仁泡去皮尖七十个

此汤先煮麻黄，去上沫，后内诸药再煮。

五苓散：泽泻去毛二十五两　肉桂去皮十两[1]　白术去芦　猪苓去皮　赤茯苓去皮，各十五两　共为末，热汤下二钱。

升麻葛根汤：升麻　葛根　甘草

大柴胡汤：柴胡去芦半斤　黄芩　芍药，各三两　半夏泡半升　枳实炙四枚　川大黄二两　生姜五两，切　大枣十二枚，擘[2]。

白虎汤：知母去毛六两　石膏碎一斤　甘草二两　粳米六合　米熟汤成为度。

小柴胡汤：柴胡半斤　黄芩三两　人参　甘草　生姜，各三两　半夏半升洗　大枣十二枚　本方原有加减，俱见后。

辩三阴经证

伤寒初病，身无热，少阴有热。头不痛，厥阴头痛。口不渴，久或渴。身体沉重，难以转侧，呕吐泻利，蜷卧欲寐，渐至手足厥冷，爪甲青黑，面色黯黔，气息短促，倦怠。脉来沉、细、迟、小者，此皆阴证、阴脉也。治用温、用补、用灸，必随证重轻，参酌行之。阳传阴者有下。

太阴经见证

腹满，自利，津不到咽，手足温，是足太阴脾经见证。假如先起腹满、咽干

1　两：原脱，据该方其他药剂量补。

2　擘：《伤寒论》作"擘"，乃用手掰开。此用"劈"则指用刀切开。其字形似，同样可免大枣完用，故不改。下同。

者,本病。已后身目黄,标病。内有寒热所分,不可混治。

辩证:腹满,咽干,发黄,属腑热;自利,不渴,或呕吐,属脏寒。腹满,手足温,恶寒,为传病。

辩脉:脉浮、缓,病得于阳,宜解表。脉沉有力,宜下。脉沉无力,宜温。

辩治:手足温,腹满恶寒,脉浮缓,桂枝汤。腹痛,桂枝汤倍芍药。腹满咽干,手足温,腹痛,桂枝汤加大黄,倍芍药,减甘草。身目黄,茵陈汤。自利不渴,或呕吐,理中汤,一云:大便利者用丸。手足渐冷、脉息见微,四逆汤。胸中痞硬[1],气上冲咽喉,不得息,瓜蒂散。

少阴经见证

舌干,口燥,是足少阴肾经见证。假如先起舌干口燥者,本病;已后谵语、大便实者,标病。至阴经则难拘定法。或可温而或可下,因分直中者寒证,传经者热证,是发前人之所未发也。中寒证另详后。

辩证:口燥,舌干,渴而谵语,大便实,属热。初病发热,头不痛,口中和,属寒。呕吐,泻利,不渴,或恶寒,腹痛,属寒。

辩脉:脉沉实有力,宜下。初病脉沉,宜温。脉沉迟无力,宜温。

辩治:口燥,咽干,渴,谵语,大便实,或绕脐硬痛,或下利纯清水,心下硬痛者,俱是邪热燥屎使然,并用大承气汤。

初病头不痛,口中和,但发热、嗜卧、脉沉者,是因先房欲、后伤寒,故肾气虚、真气弱,用麻黄附子细辛汤。

无热恶寒,厥冷蜷卧,不渴,或腹痛呕吐,泻利沉重;或阴毒,手指甲、唇俱青,呕逆绞痛,身如被杖,面如刀刮、战栗者,俱是寒邪中里使然,并用四逆汤。

下利不止,脉微,用白通汤。服此汤利不止,厥逆无脉,干呕,燥极欲饮水者,用白通汤加猪胆汁。服此汤脉暴出者死,微续者生。

干呕,烦燥,渴甚,面戴阳色,四肢逆冷,欲卧冰上、欲投水中者,是阴极发燥、水极似火,用四逆汤煎成,置冷水中浸冷,服之最良。《内经》云:若调冷热之逆,冷热必行,则热药冷服,下嗌之后,冷体既消,热性便发,由足病气随愈,呕哕皆除,情且不违而大有益。详此用人尿、胆汁苦寒之物于白通汤

---

1 硬:原误作"鞕",乃"鞕"之形误,"鞕"即"硬"之异体,今改。下同径改。

中,可以解上焦格拒之热,是仲景伤寒之微妙。

受病二三日不已,至四五日腹痛,小便不利,四肢沉重,大便自利者,是有水也。其人或咳或呕,并用真武汤。

厥阴经见证

烦满,囊拳,是足厥阴肝经见证。假如先起消渴、烦满者,本病。已后舌卷囊缩者,标病。亦有寒热两端,不可概作热治。

辩证:烦满,囊缩,消渴,属热。吐涎沫,不渴,厥冷,属寒。似疟,不呕,清便,必自愈。

辩脉:脉沉、实,宜下;脉沉、迟,宜温;脉浮、缓,自愈。

辩治:消渴烦满,舌卷囊缩,大便实,手足乍冷乍温者,用大承气汤,加柴胡、黄芩。少腹绞痛,四肢厥冷,不温过乎肘膝,不渴、呕哕、囊缩,脉细欲沉绝者,用当归四逆汤。干呕,吐涎沫,头疼甚极者,用吴茱萸汤。

三阴经正方

理中汤:人参去芦　白术去芦　干姜,各二两　炙甘草一两五钱。

理中丸:即理中汤为末,蜜丸,古方各等分。

茵陈汤:茵陈六两,先煎去滓,后入川大黄去皮二两,栀子十四枚,劈。

大承气汤:厚朴去皮、姜制半斤　枳实五枚炒　先煎二味去滓,次入川大黄酒洗四两,再煎去滓,最后入芒硝三合溶化。

瓜蒂散:瓜蒂一分　赤小豆一分　二味各捣筛为末,已合治之。取一钱匕,以香豉一合,用热汤七合,煮作稀糜,去滓,取汁和末,温,顿服之。不吐者少少加,得快吐乃止。诸亡血、虚家,不可用此散。

麻黄附子细辛汤:麻黄去节二两,先煎去滓;后入细辛二两,附子泡去皮脐一枚,再同煮温服。

附子汤:附子炮去皮脐二枚　茯苓　芍药,各三两　人参去芦二两　白术去芦四两。

四逆汤:附子炮去皮脐,生用一枚　炙甘草二两　干姜三两。一法姜用两半。

白通汤:附子炮去皮脐,生用一枚　干姜一两　葱白四茎。

真武汤:茯苓　芍药　生姜　白术去芦,各三两　附子炮去皮脐一枚。

当归四逆汤:当归　芍药,各一钱　肉桂一钱半　细辛　通草　甘草,各一钱　生姜五片　大枣一枚。

吴茱萸汤:吴茱萸去梗一升　人参去芦三两　大枣十二枚　生姜六两。

三阴三阳经正方随证加减

此谓下后、汗后某病云者，皆因不当用而用，与当用而用之早、或过用之故也。

桂枝汤：本方冬春可用，春末及夏至前加黄芩，夏至后加知母、石膏，或加升麻。人素虚寒，不用加。

小便数，善饮，不食甘，三者禁用桂枝。凡服桂枝汤吐者，其后必吐脓血也。

发热无汗恶寒，热多寒少，脉微弱，加麻黄、石膏。名桂枝二越婢一汤方。

脉浮，腹痛，加芍药、饴糖。汗后身痛，脉迟、弱，加黄耆、饧糖。脉沉加人参。

汗后心下悸，欲按，去芍药。汗后遂漏不止，恶风，小便难，四肢微急，难以屈伸，加附子。

风温，身痛，脉虚、浮、涩，多汗，加附子。

项背强，有汗恶风，变为柔痉，或不恶风。加干葛、瓜蒌根。名桂枝瓜蒌葛根汤方。人虚脉弱，加白术、人参。

关脉沉、实、大，便秘，腹痛，倍芍药、甘草，加大黄。

下后协热下利、心下痞，表里不解，去芍药，加参、术、干姜。

下后气上冲，里不受邪，邪仍在表、脉浮，宜桂枝汤。

下后脉促、胸满，去芍药。若微恶寒，加附子。仍去芍药。

喘加厚朴、杏仁。名桂枝加厚朴杏子汤方。

服桂枝汤后，形似疟，日再发，或身痒无汗，加麻黄、杏仁。名桂枝麻黄各半汤。

麻黄汤：本方冬春可用。人素有寒者可用。夏至后服，必发斑、黄、狂闷。夏月得太阳症，头疼、身热、恶寒，脉浮洪盛，无汗，以子和六神通解散代之。

若太阳症八九日不解，仍以此发汗，必衄乃解。

太阳阳明合病，胸满喘，腹不满，邪在表，不可下。仍用本方。阳明脉浮，无汗而喘，亦用本方。

发热无汗、恶寒，变为刚痉，加赤芍、葛根、生姜、大枣，名麻黄葛根汤方。表有热，或往来寒热、潮热，加柴胡、黄芩。一云：入豆豉、葱白。

中湿[1]身体痛，身目黄，去桂枝加连轺即连翘根、生梓白皮、赤小豆、生姜、大枣。名麻黄赤小豆汤方。一云加栀子、川黄柏、山茵陈。夏月天气暄热，或有汗，去麻黄，

1　湿：原作"温"，据其证及用药改。

加柴胡。内热甚,加黄芩、黄连。大便实,加枳壳、大黄。口渴,加天花粉。

下后寸脉沉迟,尺伏不至,咽喉不利,唾脓血,厥逆,泄利不止,难治。去杏仁加升麻、当归、知母、黄芩、萎蕤、石膏、白术、芍药、天门冬、茯苓、干姜。名麻黄升麻汤方。次第取微汗而愈。

风湿相抟,脉浮,周身重痛,去桂枝,加薏苡仁。名麻黄杏仁薏苡甘草汤方,得微汗而愈。

五苓散:杂病皆可用。此特详治伤寒。脉浮小便不利,身微热,消渴;汗后脉浮数,烦渴;中风发热六七日不解而烦,有表里证渴欲饮水,水入则吐,名水逆;汗出而渴;小腹满,小便不利,身黄,脉沉。下焦蓄热,当利小便。前五条俱用本方。

头汗出,至颈而还,渴欲饮水。伤湿,身痛发热,身黄,小便不利,大便反快。前二条俱加茵陈。名茵陈五苓散方。一云,用茵陈煎汤,调五苓散服。

升麻葛根汤:本方四时伤寒、时行疫疠皆可用。或已经汗吐下,表邪仍在、热毒发斑,及春温与痘疹欲发未发、杂证俱妙。

伤寒五六日后,邪仍在经,未入胃腑,烦渴、谵语、发斑,脉浮洪,仍宜本方。表热加柴胡,内热加黄芩。头痛加川芎,身痛加羌活。伤风头痛加防风、荆芥,仍加川芎。胸膈痞闷,加枳、梗。咳嗽加杏仁。有痰加半夏。吐血、衄血及发斑,加生地、牡丹皮。发斑加玄参。热甚加山栀、黄连,或加连翘、天花粉。大便硬加枳壳、大黄。老人去芍药,加柴胡、茯苓、人参。

大柴胡汤:本方治伤寒邪入胃腑。下证悉具而微恶寒,为邪传里。往来寒热,大渴,大便实热,结在里。呕不止,心下急,郁郁微烦,邪热内实,大气上逆。前三条俱用正方。本大柴胡证当下,医以丸药下之,病不解,胸胁满而呕,日晡潮热,微利,仍宜再下,加芒硝。是用小柴胡汤以解外,次下。

连日不大便,热盛烦燥,舌焦口渴,饮水短气,面赤脉洪实,加芒硝。表里俱热,舌焦口渴,腹胀,按之实硬而痛,大便闭,加瓜蒌、厚朴、黄连、芒硝。

心下实满,连于左胁,难以侧卧,大便闭而痛,加瓜蒌、青皮。痞满加枳壳、桔梗、厚朴。

昏乱谵语,加黄连、山栀。舌胎黄赤,口燥渴饮水,加瓜蒌仁。

发斑加生地、牡丹皮、玄参。发黄加茵陈、黄柏。鼻衄加犀角。大便不通加芒硝。

夏月热病烦燥，脉洪大，加知母、麦门冬、石膏。本方只和解，非下剂也。

大承气汤：本方治三焦伤者，痞满燥实坚俱全。《活人大全[1]》云：里证脉沉，当急下者宜。肝之里证见，加柴胡、黄芩。心之里证见，加黄连、麦门冬。脾之里证见，加白芷、生地。肺之里证见，加黄芩、石膏。肾之里证见，加知母、黄柏。

白虎汤：本方治邪未入腑，表有热，经有寒，脉浮滑。阳明症汗后，脉洪大而渴，及虚烦、中暍，皆妙。太阳病，汗后脉洪大，宜本方。虚烦甚，加麦门冬。里热，大渴烦燥；表热，微恶寒、脉浮，发斑，俱加人参。名化斑汤方。又名白虎加人参汤方。

汗后不解，恶风大渴，舌干烦燥；有汗而渴；中暑身热，脉虚而渴。前三条俱加人参、麦门冬。名人参白虎汤。

湿温汗出，身犹灼热，妄言，加苍术。名白虎加苍术汤。秋感热之疫疠，或阳明下后，大便不固，热不退，或湿温证，热不退而大便溏，仍加苍术。

尺寸俱长而疾，自汗大出，身表如水，乃阳明传少阴，加桂枝。虚烦谵语，小便淋涩，起卧不安，加栀子。一云：无汗喜渴，而脉单浮者，勿投白虎。

小柴胡汤：本方又名三禁汤，禁发汗、利大小二便，宜此。杂症宜用。

小便难，潮热腹满，加茯苓。腹满胁痛，干呕哕，潮热，身黄，无汗，小便难，加茯苓，去黄芩。名小柴胡加茯苓汤方。

胸中烦而不呕，去半夏、人参，加瓜蒌仁。渴者，止去半夏，加瓜蒌根。名小柴胡加瓜蒌汤方。

呕，加姜汁、竹茹。腹痛，去芩，加芍药。胁下痞闷，去枣，加牡蛎、枳实。名小柴胡加枳实汤方。

饮水过多，成水结胸，亦宜。胁痛甚加青皮。未经下而心中痞闷，加枳、梗，去大枣。名小柴胡加枳梗汤方。

下后阴虚生热，脉微，恶寒，去芩，加芍药。痞，胸胁胀满，加干姜、牡蛎。

邪热夹痰，攻注咳嗽，胸满，两胁挫痛，身热，加枳壳、桔梗、黄连、瓜蒌仁，去人参。名柴胡枳梗半夏汤方。气急，再加葶苈、杏仁、桑白皮。

1　活人大全：明·黄炫集，约成书于16世纪上半叶。原书不存，佚文见明·李梴《医学入门》（1575）、明·王执中《医学纲目》（1580）等书。

往来寒热，咳嗽，胸胁痛，去参、枣，加五味、干姜泡。往来寒热，渴甚，去半夏，加瓜蒌仁，再加参。

往来寒热，胸胁满，小便不利，呕而不渴，去人参、半夏，加桂枝、干姜、牡蛎、瓜蒌根。

身热欲近衣，不渴，去参，加桂枝。发热而渴，不恶寒而嗽，加五味。

心悸，小便不利，去芩，加茯苓。虚烦，加淡竹叶、粳米。鼻衄，加生地、茅花。痰盛、喘，加桑白皮、乌梅。热盛，错语不眠，加山栀、黄连、黄柏。口干舌燥，去半夏，加天花粉、贝母。齿燥无津液加石膏。

自汗恶热，谵语烦渴，去半夏，合白虎汤正方。自汗恶风腹痛，或寒多热少，脉弱，去芩，合桂枝汤正方。风温汗后身热，心下妨闷，有动气，加桂枝、芍药。名柴胡桂枝汤方。

血虚夜发热，有小柴胡一二证，加当归、芍药、麦门冬、熟地。少阳阳明合病，口燥目疼，加芍药、干葛。过经不解，晡热已而微利，加芒硝。坏证，加鳖甲炙。汗下后乍静乍燥，目直视，往来寒热，或左目斜牵，或左手足搐搦，脉弦数，加防风。名少阳痉。

伤寒八九日，下之，胸满，小便不利，谵语惊狂，自汗亡阳，烦燥，起卧不安，周身痛，并加龙骨、桂枝、铅丹、茯苓、牡蛎、大黄。名柴胡龙骨牡蛎汤方。一云：去黄芩、甘草。

先房欲梦遗，后感寒；或病后血气未充，以致咳嗽吐痰，昼轻夜重，身热不退，脉弦虚，加当归、芍药、熟地炒、麦门冬、知母、黄柏。脉弦虚，或浮虚，身热烦燥，口渴不能饮水，去半夏、黄芩，加麦门冬、五味子，再加参。

热入血室，小腹痛，昼明夜昏，妄见，或寒热不定似疟，加当归、川芎[1]、芍药、熟地、牡丹皮。男子热入血室，加生地。妇人热入血室，加当归、红花。太阳病难得汗，医以火劫取汗，令人烦燥，加牡蛎。名小柴胡汤加牡蛎汤方。

理中汤：本方治邪入太阴脾脏。凡虚寒杂症俱可用。

吐下后胃中虚冷，阴火上冲，面赤脉虚，宜正方。寒甚腹痛，或欲作利，身拘急，四肢逆冷，寒毒自利，面色戴阳，脉迟、微，并加附子姜汁制。名附子理中汤。

---

1 芎：原误作"芳"，据该药正名改。

呕吐不止，减甘草大半，加姜汁。吐多，去白术，加生姜。吐蛔，全去甘草，加乌梅。吃忒，加丁香、柿蒂。哕逆，加木香。身无热，吐血，血色紫黑，脉迟细沉，宜正方。

霍乱转筋加石膏。寒湿发黄，脉弱气虚，加茵陈。名阴疸[1]症。脐下筑触动气，是肾气欲作奔豚，去术，加桂。泄多倍白术。脉弱泄不止，倍白术、人参，加猪苓、泽泻、茯苓、肉桂。名理苓汤。

内虚腹痛，加桂枝、甘草炙、芍药、生姜、大枣、胶饴。名二中汤方，加者是小建中汤方，故名。

腹痛里虚，倍人参；里寒，倍干姜。胃虚气壅、腹满，去术，加附子。心悸，加茯苓。渴，倍白术。心下痞满，或寒食结胸不散，加枳实。名枳实理中汤方。

中脘痞闷，加青皮、陈皮。名治中汤方。

麻黄附子细辛汤方：本方治邪客少阴肾[2]经。

呕吐去细辛，倍生姜。随各脏见证加药，同前麻黄汤。

若少阴证，脉沉，欲寐。始得之，发热，肢厥，无汗，为表病里和，当用正方，缓以汗之。若见二便闭涩，或泻赤水，谓之有表、复有里，宜去麻黄。名附子细辛汤方。

仍随各脏见证加药，同麻黄汤，但更加酒蒸大黄以微利之。房欲后伤寒者，多患前证。

四逆汤：本方治邪入少阴肾脏。

自利止，脉不出，加人参。无脉，加猪胆汁。面赤，加连须葱白。腹痛，加芍药。阴毒，心硬肢冷，加麝香、皂荚。俱用少许。

呕吐涎沫，或小腹痛，加盐炒吴茱萸、半夏、生姜。呕吐不止，加半夏、生姜、姜汁。泻不止，加白术、人参、黄耆、茯苓、升麻。咽喉微痛肿闭，加桔梗。吐下后，汗出身热，恶寒，手足拘急，厥冷；汗下后燥闷，不烦，欲卧水中，喜饮水，畏入口。名阴盛阳症。

腹中痛，肢厥冷，咳，呕，小便自利，自利而渴、小便清，泄泻下重，嗜卧，

1　疸：原作"疽"，然其症有发黄，用茵陈，且无痛疽症，故知乃"疸"，据改。

2　肾：此下原有"在"字，当衍，删之。

恶寒，尺寸俱沉细，心烦，欲吐不吐，欲呕不呕。诸虚寒证。并用此方。

真武汤：又名玄武汤。本方治邪入少阴肾脏。凡即病阴证伤寒、脉沉细、身体痛皆可用。或发少阴汗，致筋惕肉瞤，振振欲擗地，宜正方。一云：人羸甚，去芍药；有热证，或畏热，去附子。腹中痛，小便不利，为伏水，宜用正方。

小便利，则无伏水，去茯苓。大便利，去芍药，加干姜。咳，加五味子。水寒相抟而咳，加干姜、细辛。呕，去白术，倍生姜。一云：用术去附，恐补气。

当归四逆汤：本方治邪入厥阴肝脏。阴毒要药。病人素有寒气，加吴茱萸，倍生姜。寒甚，加附子。脉不至，加人参。

吴茱萸汤：本方治邪入厥阴肝脏。若阴逆厥冷，唇青面黑，舌卷卵缩，加附子。少阴吐利，手足厥冷，烦燥欲死；阳明食谷欲呕，得汤反剧，属上焦寒，并用正方。

〔辩伤寒诸症及治法〕[1]

辩阴阳两感

一日，太阳与少阴俱病，头痛，发热，恶寒，口干，烦满而渴。太阳属腑，自背腧而入，人所共知；少阴属脏，自鼻息而入，人所不知。鼻气通于天，故寒邪无形之气从鼻而入。肾为水也，水流湿，故肾受之。《经》曰："伤于湿者，下先受之。"同气相求耳。

二日，阳明与太阴俱病。三日，少阳与厥阴俱病。此为内外两感、脏腑俱病。《经》曰："天之邪气，感则害人五脏。"以是知欲表则有里，欲里则有表，表里既不能一治，故死。

解利两感大羌活汤：防风　羌活　独活　防己　黄芩　黄连　苍术　白术　细辛　炙甘草，各三分　知母　川芎　地黄，各一钱。

热服未解，再服数剂。若有余证，并依仲景法。

辩合病　方前有者后不录。

合病者，二阳同病。或一阳先病，一阳随病；或三阳齐病。病之不传者，为合病也。

1　辩伤寒诸症及治法：此标题原无。其上文乃据经辨证，此下乃类金·成无己《伤寒明理论》，取伤寒常见证辨析其异同，故设此标题以统之。

伤寒发热、恶寒、头疼，其脉当浮，今反浮而长者，浮属太阳，长属阳明。加以外证目疼鼻干，此太阳阳明合病也。用升麻葛根汤。若喘而胸满者，不可下，用麻黄汤，倍杏仁一钱。若不恶寒、反恶热，大便不闭者，用白虎汤。或不恶寒，反恶热，大便闭，谵语者，用调胃承气汤。或大便坚，小便利，为脾约者，用脾约丸。或自下利者，用葛根汤。或但呕而不下利者，用葛根汤，内加半夏一钱五分。

伤寒发热，恶寒头痛，其脉当浮，今反浮而弦者，浮属太阳，弦属少阳。加以外证胁下硬痛，或往来寒热，别有余证，此太阳少阳合病也。并用小柴胡汤。若自下利者，用黄芩汤。若呕者，用黄芩汤内加半夏一钱五分，生姜五片，入姜汁妙。

伤寒胁痛，往来寒热，其脉当弦。今反弦而长者，弦属少阳，长属阳明，加以外证目疼鼻干，此少阳阳明合病也。用小柴胡汤内加葛根一钱、芍药五分。若因利小便已，而胃中燥、大便难、潮热谵语者，用大柴胡汤内加芒硝二钱或三钱。

三阳合病，身重腹满，难以转侧，口中不仁，面垢遗尿、谵语自汗者，用白虎加人参汤。方见白虎汤内。三阳合病，脉浮大，上关上，但欲眠睡，目合则汗，胆有热也。

三阳合病，必互相下利，惟少阳阳明脉不长而独弦，利不止、不食者，名曰负。负者，土败木贼，则死矣。

调胃承气汤：川大黄四两去皮，清酒洗　甘草炙二两　先煎二味，后入芒硝半斤。此汤治中焦伤者，无痞满而有燥实坚。

脾约丸：芍药　厚朴去皮，姜制　川大黄去皮，酒蒸一斤　麻仁五两细研　枳实麸炒半斤　杏仁去皮尖炒，另研为末，蜜丸，温水下。

葛根汤：葛根四两　麻黄去节三两　先煎二味去沫，后入桂枝去皮二两　芍药二两　甘草炙二两　生姜切三两　大枣十二枚，劈。

黄芩汤：黄芩三两　甘草炙一两　芍药六两　大枣十二枚，劈。

辩并病　方前有者后不录。

并病者，一经受病，病之未尽，又过一经。又云：始初二阳合病，后则一阳气盛，一阳病衰，故并于一经也。太阳阳明并病，发热恶寒头痛，先太阳经也，乃发其汗，汗不出彻，续自微汗，转属阳明，不恶寒者是也。若发大汗不出，则阳气怫郁,不得越散。其人面色赤,痛无常处,烦燥短气,但欲坐,盖因汗出不彻,是阳明复并归于太阳也,当再汗之。冬月用麻黄汤,四时通用九味羌活汤。若太阳证已罢,不恶寒,反恶热,或潮热谵语、大便实,手足濈濈然汗出者,此太阳悉并于阳明也。可下之,用大承气汤。

太阳少阳并病,心下痞而烦,少阳也;头项痛而强,太阳也。用小柴胡汤加羌活、川芎各一钱。太阳与少阳并病,头项强而眩冒,心下痞硬如结胸状,慎不可下,当刺大椎、肺腧。大椎穴在背脊上,枕下一节是也。肺腧穴即第三椎各开一寸五分是也,各灸二七壮。凡二阳经并病,太阳经未罢,当微发汗,用桂枝麻黄各半汤。

少阳阳明并病,少阳之邪不胜,阳明之气不衰,不相刑克则为顺,顺者吉也。少阳之脉独胜,阳明之脉乃负,鬼贼相害则为逆,逆者凶也。

凡太阳水并归少阳木,谓之水木顺生;少阳木并归太阳水,谓之木水逆生;太阳水并归阳明土,谓之传其所胜,又谓之水土反制。阳明土并归少阳木,谓之传所不胜,又谓之互相克贼。

九味羌活汤:羌活　防风　苍术,各一钱二分　白芷　川芎　生地　黄芩　甘草,各一钱　细辛四分　大枣一枚　生姜三片,温服,覆取汗。

此方内伤挟外感,与诸般杂证皆可用。加减详后感寒。

辩经传

太阳病,头项痛,腰脊强,本无渴而兼渴者,自入于本,名曰传本。宜五苓散方,见前。

太阳传阳明胃土者,名曰传经,又曰巡经传。为发汗不彻,余邪未尽,透入于里也。

太阳传少阳胆木者,名曰越经传。为元受病,脉浮无汗,当用麻黄而不用之故也。

太阳传少阴肾水者,名曰传里。传为元受病,急当发汗而反下之故也。

太阳传太阴脾土者,名曰误下。当脐腹痛,四肢沉重。传为元受病,脉缓有汗,当用桂枝而反下之故也。

太阳传厥阴肝木者,亦名巡经。足三阴经俱不至,首惟厥阴与督脉上行,与太阳相接,是为得传度也。

辩过经不解　方前有者后不录。

过经不解者，伤寒传六经，七日为候；若不愈再传，至于十三日，谓之过经。仲景云：去伤寒之邪，不过汗吐下三法。三法得当，病随手愈。若当汗失汗，当下失下，以致邪气留连，病势沉滞，传变不已，所以过经不解也。

又有汗吐下之后，药力欠至，邪气未尽，宿垢凝结在肠胃，余毒壅塞于经络，是以脏腑不清、精神昏愦，或谵语烦渴，胸满潮热，变怪多端，诚可虑也。实者量其怪壮而再下之，虚者视其轻重以调养之，此大法也。

若过经谵语，身热，昏愦，大便闭而潮热者，用大柴胡汤。若十三日不解，小便利，大便当硬而反下利，脉和者，知医以丸药下之，非其治也。其自利者，脉当微厥而反和，内有余垢未尽也。又曾经吐下，胸中反硬，大便又五六日不去者，此邪气乘虚入胃而为实也，并用调胃承气汤。若十余日胸满胁痛而呕，日晡潮热者，此少阳阳明二经皆病也。其胸胁满乃少阳之证，先以小柴胡和之。日晡潮热者，乃阳明之证。《经》曰：潮热者，实也。次以大柴胡通之。有十四日外余热未除，脉息未缓，大便不快，小便黄赤，或渴或烦，不能安睡，不思饮食，此邪气未净，正气未复也。当量其虚实以调之，用参胡芍药汤。凡过经再下后，神清脉缓、得睡者生，神昏脉乱、发燥者死，尺寸俱陷者亦死。

参胡芍药汤：人参　柴胡　芍药　黄芩　知母　生地　麦门冬，各一钱　枳壳八分　甘草三分　生姜三片。一云：生地加五分。

胸满腹胀、大便硬，去人参，加厚朴一钱，倍枳壳五分。小便频数，加茯苓、泽泻各八分。呕未除，加竹茹一弹丸。血弱，加当归二钱。虚烦，加淡竹叶十四片、粳米一撮。小便、大便自利，胸腹不饱，形羸脉弱，除枳壳，倍人参一钱。不得睡，加酸枣仁八分、茯神一钱。宿粪未尽，腹满或疼，大便坚而不通，加大黄。

辩寒热厥　方前有者不录。

寒热厥者，伤寒头疼，恶寒发热，面色不泽，冒昧，两手忽无脉，谓之双伏；或一手无脉，谓之单伏。此因寒邪郁闭，不得发越，故使脉伏而昏冒，必有邪汗也。急用绵衣厚裹手足，或置热砖于足后，却将热姜米汤饮之，须臾得汗乃愈。可用五味子汤，服此汤后若汗不至，用麻黄附子细辛汤内加人参、甘草、五味子以救之。如仍前无汗、脉不至、阳不回者死。

五味子汤：五味子　人参　杏仁　陈皮　生姜　麦门冬　大枣

辩阳厥　方前有者不录。

阳厥者，未厥前初病身热头痛，谵语烦渴，大便闭，小便赤，及别无寒证，忽然手足厥冷者，此阳邪陷伏而致厥也。或有时温病不甚者，只用大柴胡汤。若腹胀、不大便而手足厥冷者，用大承气汤。若烦渴、欲饮水而手足厥冷者，用白虎加人参汤。脉乍结，邪气结于胸中，心下烦满，饥不能食，而手足厥冷者，用瓜蒂散吐之。阳厥，脉沉滑而紧，或伏，治宜寒凉。

辩阴厥 方前有者不录。

阴厥者，未厥前初病身不热，头不痛，惟怕寒数栗，蜷卧欲寐，或下利清谷，或呕吐吃忒，便至手足厥冷者。此阴邪独胜而致厥也，急用四逆汤。若指头微寒者谓之清，此证轻，用理中汤。吐利、手足冷、甚烦燥欲绝者，用吴茱萸汤。若无脉可诊、未辨阴阳者，姑与四顺丸试之。若是阳厥，便当现出热证；若是阴厥，则不有热矣。阴厥脉沉迟而细，或无，治宜温热。

或问：少阴病四肢逆冷，或咳，或悸，或小便不利，或腹中痛，或泄利下重者，如何用四逆散平寒之药治之？详此四逆者，乃阳经之邪，传变入于阴经故也。盖此散能解阳邪之厥，非治阴寒之厥也。故云热微厥亦微，热深厥亦深。虽然厥冷，指甲一时温暖。若乃直中阴经之厥冷，其冷上过于肘，下过于膝，而不复和暖矣。阴经厥逆，治详中寒。

仲景云：四逆与厥逆，有轻重之殊。厥者至也、尽也；手足尽冷，甚于四逆也。此其阴阳格拒，故有是症。

四顺丸：即理中丸方，但甘草加一倍。

四逆散：炙甘草　枳实炒　柴胡去芦　芍药，各等分，为末，白饮和服。

咳加五味、干姜，并主下利。悸加桂枝。小便不利加茯苓。腹中痛加附子一枚 炮。泄利下重煎薤白汤，去滓，入散正方寸匕，于汤中再煮温服。

辩阳证似阴 方前有不录。

伤寒初病，头疼身热，至四五日，阳邪入深，谵妄昏乱，大便或闭或黑，小便或涩或赤。或失于汗下，虽见手足厥冷而不欲衣被，虽昏乱而面色平等，脉必沉滑，不可作阴证治。此火极而反水化也，用大柴胡汤。邪热亢极，陷伏于内，反见胜已之化于外。

辩阴证似阳 方前有不录。

伤寒初病头不痛，或头重。身不热，或发热。一二日便手足厥冷，腹痛吐利，怕寒蜷卧，小便清冷，大便滑泄，或肾气本虚，胃气素弱，又误服寒凉，攻热太甚，寒气独胜，逼其浮阳之火发于外。虽有面赤而引衣自覆，口虽燥渴而饮水不下。或咽痛而郑声，或呕哕而咳逆，或身热而自汗，脉必沉细迟微，或浮大虚芤，不可作阳证治。此水极而反火化也，用四逆汤。

辩阳盛拒阴

身大热，狂乱烦燥，谵语目赤，舌黑唇焦，口燥裂，大渴饮水不息，大便燥闭，六脉洪、大、数、实，用三黄巨胜汤。王太仆又云：病人身寒厥冷，其脉滑数，按之鼓击于指下者，非真寒也，名阳盛格阴也。

三黄巨胜汤：石膏　黄芩　黄连　黄柏，各七钱　山栀子三十枚　川大黄　芒硝　生姜一片　大枣二枚　煎熟，临服入泛浆清水二匙。

辩阴胜拒阳

身冷反燥，欲投井中，肢体沉重，面黑唇青，渴欲饮水，水入复吐，大便自利黑水，六脉沉细微疾，用霹雳散。王太仆又云：身热脉数，按之不鼓击者，非真热也，名阴盛膈阳也。

霹雳散：附子一枚，炮过取出，用冷灰焙半时，切，入真腊茶一钱，水一盏，煎六分，去滓，临服入熟蜜半匙调匀，于冷水中顿冷服之。须臾烦燥止，得睡，汗出愈。

辩阳毒

伤寒一二日，便成阳毒，因阳证失于汗下，或误服温热之药，或吐下后邪乘虚入变成阳毒。其人壮热，头项痛，燥闷不安；或狂走骂詈，妄见鬼神；或口吐脓血，面生锦斑；或舌卷焦黑，鼻如烟煤；或咽喉肿痛，下利黄赤。六脉洪大而数者，此皆阳独盛而阴暴绝也。

阳毒升麻汤：阳毒发斑，咽痛通用。

绿升麻　射干　人参，各一钱　黄芩一钱　犀角一钱五分　甘草七分

三黄石膏汤：阳毒发斑，身黄燥渴，面赤狂走，六脉洪大。

石膏两半　黄芩　黄连　黄柏，各七钱　山栀三十枚　麻黄　香豉二合　生姜三片　枣一枚　细茶一撮　热服得汗即瘥，如未中病，再服。

胸腹满，大便秘，去麻黄、香豉，加大黄、芒硝、厚朴。

葶苈苦酒汤：阳毒发斑，咽痛，下利黄赤，身壮热无汗，狂乱，脉洪实滑促。

生艾汁一合，无生艾，以干艾水渍捣汁　葶苈五钱　右二味以苦酒五合，煎至三合，分三次服。

大青四物汤：阳毒发斑色如火，身壮热烦燥，大渴，脉洪盛。

大青　阿胶　甘草　豉　或加生地、牡丹皮、天花粉。

青黛一物汤：阳毒，遍身赤斑。

真青黛二钱，研细，新汲水调服。

黑奴丸：阳毒发斑，烦燥大渴倍常，六脉洪大数实。

黄芩　芒硝　麻黄　川大黄　釜底煤　小麦奴　梁上尘　灶突墨，各等分　为末，蜜丸如弹子大，新汲水化下饮尽，须臾发寒，汗出而瘥。若一时顷无汗，再服一丸，须臾微利。不大渴，勿轻用。

加味犀角玄参汤：阳毒呕吐脓血，遍身锦斑，咽喉肿痛，脉洪盛。

犀角　桔梗　甘草　玄参　升麻　黄芩　黄连　石膏　连翘　黄柏　栀子　射干　薄荷
大便秘坚加大黄、芒硝；斑紫赤加大青。如无，青黛代之。

玄参升麻汤：阳毒咽喉肿痛。玄参　升麻　甘草。

升麻六物汤：阳厥应下而反发汗，咽痛口疮赤烂。

升麻　山栀，各半钱　大青　杏仁　黄芩　玄参，各一钱　葱白三茎

绿云散：阳毒，咽中生疮。

蒲黄　盆硝，各八两　青黛两半　薄荷一斤，生的取汁一升　黄柏去皮一两　右四味以薄荷浸，瓷[1]罐盛，慢火熬令干，细研，吹喉中。

凡阳毒发斑，毒盛破烂者，必小便涩。若有血者，中坏也。疮皆黑靥，不出脓者死。破烂。用芒硝、猪胆汁法，芒硝，拣净，二钱，研细，调猪胆汁涂于疮上，候干即痂落无瘢，仍卧黄土末上良。

凡阳毒热深毒盛，时狂时昏，口禁咬牙，药不可下。先用冷水一盆，将绢帕裹指，蘸渍牙关，候牙觉宽，狂乱[2]稍定，方与服药。

辩阴毒

伤寒一二日，便成阴毒，因肾气素弱，所感之气匪轻，加以房欲劳伤，食饮冷物，或吐泻过多，正气益加耗损。或误服寒凉之药，如积雪迭冰，严凝愈极，遂成阴毒。其人畏寒，身痛重，宛如被杖。或恍惚如失，惊怕若捕，或呕哕吃忒，或气短神昏，或爪甲青黑，或腹肚绞痛，或头面热烘，或肢逆冷汗出，六脉

---

1 瓷：原作"磁"，据文义改。下同径改。
2 乱：此字笔画有残，似"引"似"乱"，皆可通，今据文义选"乱"字。

沉细而微者，此皆阴毒盛而阳暴绝也。

阴毒甘草汤：阴毒轻者先用。阴经虚寒，诸证即为阴毒，故不重录。

鳖甲　甘草　升麻　当归　桂枝　雄黄　蜀椒　服，覆取汗。

阴毒灸法：寒极厥逆，昏晕不醒。

气海穴在脐下一寸五分，丹田穴二寸，关元穴三寸，各灸五十壮至三百壮，以手足渐温、人事稍苏为效。

阴毒熏法：冷甚，舌卷囊缩。

大豆二升，炒令极热，先以桶贮热醋三升，旋扶病人坐于桶上，熏少时，随将热豆倾入桶内，更熏少时，待囊下，方以阴证等药选服。

阴毒熨法：脐腹绞痛，厥逆欲死。

葱白二三十茎，齐切三四寸[1]许，以粗线穿贯成饼，先将一面火上炙热，以热处着于病人脐之上下，更用熨斗贮火于葱饼上熨之，令热气透入。易三四葱饼，热烂良久，其病人渐苏，手足渐温，当见汗出即瘥。随用四逆、理中等汤服。

凡阴毒，用灸、熏、熨三法治之，而手足不和、脉息不至者死。

辩温毒

冬月温暖，人感乖戾之气，或冬令严凝，触冒寒邪，皆至春发。更遇温热，变为温毒。病初在表，因用汗、吐、下后，表证未解，前热日深，毒气不泄，通身瘾疹[2]，斑如锦纹，或心下烦闷、呕吐、咳嗽，大便不利，寸脉洪数，尺脉实大，其病最重，盖阳气盛故也。治宜清解。

升麻玄参汤：温毒通用。升麻　玄参　葛根　甘草

表热加柴胡，内热加黄芩，衄血、吐血或斑赤紫，并加生地、牡丹皮。热甚加山栀、黄连，或加连翘、天花粉。大便实坚加枳壳，少加大黄。

黄连橘皮汤：温毒咳逆，心烦闷乱，呕吐清汁，肌肤瘾疹，斑如锦纹。

黄连　陈皮　杏仁　枳实　麻黄　葛根　厚朴　甘草

病势沉重，呻吟，昼夜不安，或咽痛者，去麻黄，加玄参、升麻。

黑膏：斑毒盛者可用。

1　寸：原作"十"，前句已言"二三十茎"，此句则当作"寸"，方可与下文"线穿成饼"呼应，故改。

2　疹：原作"瘮"。古"疹"字之义甚多，有病、疢、胗（唇疡）、皮外小起等。"瘮"仅有"疹子"之义。该书"瘮""疹"皆有，今统作"疹"，下同不注。

生地　雄黄　麝香　好豉　右以猪膏十四两合盛之，煎令三分减一，去滓，入雄黄、麝香如豆大，搅匀分三服，白汤化下。毒从皮肤中出则愈，未效再服。忌芜荑。

辩风温

人初感于温，复中于风；或初中于风，复感于温，皆为风温。其脉尺寸俱浮，外证四肢不收，身热自汗，头疼喘息，发渴昏睡，肢体重不仁，治在少阳、厥阴二经。

萎蕤汤：风温先服。萎蕤　麻黄　白薇　甘草　羌活　川芎　石膏　菊花　青木香　杏仁。

柴胡桂枝汤：风温未愈次服。即小柴胡汤合桂枝汤。

知母葛根汤：风温汗后身犹灼热。

知母　葛根　石膏　甘草　升麻　黄芩　南星　防风　人参　杏仁　川芎　羌活　萎蕤　麻黄　青木香　如有汗，加麻黄。

瓜蒌根汤：风温身热，汗出渴甚。瓜蒌根　青竹茹。

防己黄耆汤：风温脉弱，身重汗多。汉防己　黄耆　白术　甘草　生姜　大枣。

胸膈不和，加芍药；气上冲，加桂枝；寒，加细辛；风多走注，加麻黄、薏苡、乌头；热多赤肿，加黄芩；寒多掣痛，加官桂、姜、附；湿多重着，加茯苓、苍术、干姜；中气坚满，癃闭，加陈皮、紫苏梗、枳壳，甚者加葶苈。

风温慎不可大汗，大汗之则谵语燥扰，目乱无睛，亦用此汤随证治之。

辩风湿　方前有者不录。

风湿者，先因中湿，而又伤于风也。其脉浮虚而濡，外证肢体肿痛沉重，不能转侧，额上微汗，恶寒、不欲去衣，大便难，小便利，热至日晡而剧，治宜微汗，濈濈然身润，则风湿皆去。大汗之，风气虽去而湿气仍在，非其治也。

麻黄杏仁汤：风湿表剂。麻黄　薏苡仁　甘草　杏仁。

防己汤：风湿脉浮，身重自汗。防己　黄耆　白术　甘草　生姜。

风多走注，加麻黄、薏苡、乌头。湿多重着，加茯苓、苍术、干姜，倍防己。

五苓散：风湿身痛，口渴，小便不利，身黄，加茵陈。

术附汤：风湿，外不热，内不渴，小便自利；或大小便俱利，身无黄。

生姜三两　炙甘草二两　白术去芦四两　附子去皮一枚，大枣十二枚，劈，适寒温，服一升。

甘草附子汤：风湿小便不利，大便反快。

炙甘草二两　附子去皮脐二枚　白术去芦二两　桂枝去皮四两。

杏仁汤：风湿身肿痛，微喘恶风。

桂枝　杏仁　麻黄　天门冬　芍药　生姜

小建中汤：风湿，身痛鼻塞。

桂枝去皮二两　炙甘草二两　大枣十二枚，劈　芍药六两　生姜三两　内加黄芩，先煎六味，去滓，后入胶饴一升。

辩湿温

人素伤于湿，又中于暑，是为湿温。其脉寸濡而弱，尺小而急。外证胸腹满，目痛壮热，妄语自汗，两胫疼，倦怠恶寒，治在太阴、少阴二经。湿温慎不可汗，汗之使人不能言，耳聋，不知痛处，身青，面色变，名曰重暍，必死。

茯苓白术汤：湿温通用。茯苓　干姜　白术　甘草　桂枝。

辩风痉　方前有者不录。

太阳中风，重感于寒，发热畏寒无汗，开目仰卧，燥渴，脉浮紧而数，名刚痉。先中于风，重感于湿，自汗，不恶寒，闭目合面，四肢不收，口中和，脉沉细而涩，名柔痉。夫二痉皆有搐搦反张，口禁咬齿等证。但刚痉手足抽掣，极能骇人；柔痉四肢不收，时或发作耳。

凡伤风头痛，常自汗出而呕，若汗之必发痉；大发湿家汗亦作痉。新瘥血虚，汗出当风，亦成痉；又，新产妇人，血虚汗出伤风亦致痉。痉，一作痓。痓者乃强直之义也。若脉浮缓可治，或沉弦迟涩，或紧急、或散于指外皆死。

又有谵语发热，口禁咬牙，露眼摇头，搐搦反张，足挛急，卧不着席，腹满，大便闭，项强，如结胸状者，亦名刚痉。又如结胸状，腹内实，大便硬时，或咬牙昏晕而死，良久复苏，如柔痉状。非真痉也，因内实极而致耳。二证皆用大承气汤，大下之，邪热一去，其病立愈。

小续命汤：刚柔二痉通用。

防己　桂心　黄芩　白芍　杏仁去皮尖，炒　炙甘草　附子炮七次，去皮脐　川芎　麻黄去节　人参去芦，各一钱四分　防风去芦二钱　生姜五片　大枣一枚，去核。

刚痉热多者，去附子；柔痉汗多者，去麻黄；无热但寒者，去黄芩。

羌活八珍汤：产后血虚病痉。

羌活　人参　白术　白茯　川芎　当归　白芍　熟地　甘草　防风　生姜　麻黄　大枣。

辩中暍中暑

中暍者，俗云中暑也，非《经》言太阳中热也。盖暑伤心而不伤太阳，其症发热，虽与伤寒相似而不壮热，身不疼，面垢，自汗，烦燥，大渴，毛耸，背微恶寒，昏倦，其脉虚。热病脉盛，故曰中暍。易老云："动而得之为中暍，静而得之为中暑。"《甲乙经》云："脉盛身寒，得之伤寒；脉虚身热，得之伤暑。"盖寒伤形而不伤气，所以脉盛；热伤气而不伤形，所以脉虚。以脉证别之，中暍与中暑虽同一源流，而治中暍与治中暑大不同法。中暍即伤暑，暑风治宜驱暑，详见暑证，故此不录治法。

中暑者，俗云中暍，正经言太阳中热也。人因暑气酷热，避暑于清凉大厦之中，冷气袭人，不自知觉，寒邪久入，触暑而发，正静而得之，是暑气轻而寒气重，热伤太阳者也。其候头重身热，四肢拘急，面黔呕吐，身热汗出，不恶风寒；或恶风寒，身不疼或疼，其脉浮缓或紧，脉证类乎伤寒，而治亦用伤寒表散之药，不可因其病于暑而概以中暍之凉剂治之也。中暑即伤寒特别，而名之为中暑，又名中热，非一也。治亦同法，当于伤寒剂中随证酌用，故亦不详治法。

辩伤风见寒　方前有者不录。

伤风见寒者，其人先伤于风，重感于寒。荣卫并伤，外证恶风发热，手足微温，更多烦燥，脉当浮而缓，今反浮而紧者，此伤风见寒脉也，宜大青龙汤。观此脉似桂枝而反无汗，病似麻黄而反烦燥者，可服。若不烦燥者不可服。此方峻险，慎勿轻用。若脉浮缓而有汗者，用桂枝汤；若脉浮紧、不烦燥者用麻黄汤。

大青龙汤：麻黄去节六两，先煮去沫；后入桂枝去皮二两　炙甘草二两　杏仁去皮尖四十个　生姜三两，切　石膏如鸡子大　大枣十二枚　取微汗。

辩伤寒见风　方前有不录。

伤寒见风者，其人初感于寒，续中于风，以其外证寒多热少，不烦，手足微厥，脉当浮而紧。今反浮而缓者，此伤寒见风脉也，乃荣卫之证并见，不可发汗，不宜实表。若烦燥者，当与大青龙汤；若不烦燥者，只用桂枝麻黄各半汤。伤风见寒，伤寒见风二症，轻者并详于感寒，宜细考之。

辩夹食伤寒

夹食伤寒者，其人脾胃素虚，因伤于食，复感于寒，以致发热恶寒，头痛口渴，心腹胀满不快，或痛，或呕吐。其证与伤寒相似，但身不疼，脉当人迎平和、气口紧盛。今左浮而右紧盛者，此夹食伤寒脉也，宜汗，与五积散。如食在上脘不化，胸满呕吐者，用瓜蒂散，或盐汤探吐之。若表解后而热未除，口渴心腹胀痛，大便闭者，用大柴胡汤量虚实下之。

五积散：苍术去粗皮二十四两　桔梗去芦十二两　陈皮去白　麻黄去根节　枳壳去穰麸炒，各六两　厚朴去粗皮姜汁炒　干姜炙，各四两　白芷　川芎　炙甘草　茯苓　肉桂去皮　芍药　当归，各三两　半夏汤泡七次，二两　生姜　葱白。

夏月除干姜、官桂，加黄连。天气暄热，或春分后，虽无汗，去麻黄，用紫苏叶。腹胀满不快，或大便不去，并加山楂、神曲、枳实。潮热去干姜，加黄芩。肌热去干姜，加柴胡、干葛。身痛加羌活。

论伤寒可汗不可汗

伤寒脉浮恶寒，头疼身痛，项脊强，或拘急。此邪气在表，皆可汗。

衄血，亡血，淋沥，脉弱，风温，湿温，干喉闭。疮疡虚损，左右上下动气，此皆犯逆，故不可汗。

论伤寒可下不可下

伤寒脉实，潮热谵语，烦燥，腹满而痛，大便燥结，此邪气入里，皆可下。

脉浮恶寒，咽中肿闭，脉细呕吐，结胸脉浮，身难转侧，失气，诸虚厥逆，左右上下动气，此皆犯逆，故不可下。

论伤寒急下急温　方前有不录。

阳明胃土，汗多热盛，则津液内竭，宜急下之以存胃汁；少阴肾水，邪热入脏，流于肾经则咽路焦，口燥渴，宜急下之以存肾汁；少阴病六七日，腹胀不大便；少阴病，自利纯青水，心下硬痛，口燥咽干；伤寒壮热不解，腹满痛；伤寒六七日，目中不了了，无表里证，大便难，身微热。以上六条，皆宜急下，俱用大承气汤。

少阴证，脉沉厥逆；少阴证，膈上有寒饮，干呕，脉沉，不可吐。已上二条，皆宜急温以回阳，俱用四逆汤。

论伤寒禁汗禁吐禁下禁凉禁补　方现前。

伤寒，尺脉弱而无力，禁汗下；寸脉弱而无力，禁吐；少阳胆经，见证耳聋，胁痛，寒热呕，口苦，脉弦数，禁汗、吐、下。已上三条俱用小柴胡汤和解。

伤寒，吐蛔，身虽大热，禁用凉药，犯之死。盖胃中寒则蛔上出，急用炮干姜，理中汤加乌梅二个，花椒数粒，服后蛔定，却以小柴胡汤退热。

伤寒，渴欲饮水，不可不与，又不可多与，故禁多饮，多饮则为喘、为咳、为噎、为哕、为肿、为癃、为下利。

渴证无汗，禁白虎汤；汗多，渴，禁五苓散；渴为胃腑病，禁半夏。

伤寒汗后，津液走，胃中干，与阳明病汗多者，俱禁利小便，恐重走津液也。

伤寒为病，邪气盛，禁补；中暍之证，暑伤气，禁表。

论伤寒汗后发热

伤寒一二日，发汗后，仍身热、头痛、项强，外证尚在，切不可便作汗后不解、以为危证断之。须分邪气、表里之未尽，或表里之中停，或为阳虚。若表邪未尽，宜再汗之；里证即具，可议下之；其在半表半里者，和解之。阳虚者随其证而温补之。此大法也。惟大汗后热愈盛，脉燥疾者，名阴阳交，交者死。

论伤寒下后发热 方前有者不录。

伤寒五六日，大下后，身热不退，胸中满实，腹中胀痛，里证悉存，切不可归咎于下[1]，遽用补药以助热。正犹抱薪救焚，赠刃与贼，必变为死证。须分邪气之未尽，或传经日数之未至，或医误以丸药下之，致留余热之未去，或果血为阴伤。若药力欠到，宜用小承气。其丸药误投，宜用栀子干姜汤。其人头汗、懊憹、心中结痛，宜用栀子豉汤。若血伤脉涩，宜用葶苈苦酒，此大法也。

小承气汤：川大黄四两　枳实大者三枚，炙　厚朴去皮，姜汁炒二两。

本方治上焦伤者，有痞满实而无燥坚。《活人大全》云"里证脉浮，宜缓下者"用此汤。肝之里证见，加柴胡、连翘。心之里证见，加赤茯、木通。脾之里证见，加葛根、山栀子炒。肺之里证见，加连翘、黄芩。肾之里证见，加滑石、黄柏。

栀子干姜汤：栀子十四枚　干姜二两　得吐者止后服。

栀子豉汤：栀子十四枚，劈　香豉　合绵裹，得吐者止后服，先煮栀子、后入豉。

论伤寒有必先审之证 方前有者不录。

先观气色：面戴阳者，下虚也。面惨不光者，伤寒也。面光不惨者，伤风

---

1 下："下"字缺损末笔，据文义正。

也。面如锦纹，阳毒也。面上乍黑乍白、唇口生疮，狐惑也。

次观两目：目赤阳毒，加之脉来洪大有力，外证口燥渴，大便实，宜大承气汤。目黄疸病，加之脉来沉实有力，外证溺赤涩，小腹胀满，宜茵陈汤。

再看舌胎：胎白滑，身热，邪未入里，宜小柴胡汤。白胎满舌、甚厚，内脏闭结者，乃邪热郁于五脏，难治，宜黄连解毒汤合凉膈散。满舌胎淡白滑，脉沉细迟，身热不渴不烦燥，小便清、大便利，腹痛呕逆，静睡，此阴证，宜附子理中汤。胎白，吐痰稠粘，其人独语、烦热，遗尿、遗粪者，脉短促者俱死。治宜消痰镇神，十救其一，名痰厥舌。

白胎渐黄涩者，宜黄连解毒汤；兼恶寒者，五苓散合三一承气汤。胎如鹅黄者，此由失汗，表邪入里，宜双解散合黄连解毒汤，两除表里之热。黄胎满舌，甚厚、燥涩，乃邪热聚于胃腑，宜调胃承气汤；虚者用人参白虎汤。胎黄而黑点乱生者，其人必渴，谵语，脉滑者生，脉涩者死，循衣摸床者死。宜大承气汤下，见黑粪者亦死。

胎黄中央一条大黑至尖者，热毒已深，死；恶寒甚者亦死。不恶寒而下利者可治，宜调胃承气汤。胎灰色满舌，不恶寒，脉浮者，宜三一承气汤。恶风寒者，宜双解散合黄连解毒汤。下见粪黑者死。胎灰色而舌根上间有黑点，脉实宜下。脉浮作渴，宜人参白虎汤、凉膈散。胎如淡黑涂舌，舌又冷滑，口气冷而促，脉息沉而微，此无根之火游于上，阴证，宜附子理中汤、四逆汤。

满舌纯黑，焦枯如刺，沿弦无空，此肾水刑于心火，死。沿弦有红润，十有一生。舌弦红中心黑，如表邪未解，宜双解散合黄连解毒汤。若表证罢，又宜急下。沿弦淡红，中心淡黑，其人恶风，宜冲和汤。不解，宜大柴胡汤。若结胸烦燥，目直视者不治。非结胸者可治。胎白而舌根黑者，其人必身痛，恶寒，发渴。身痛不甚，宜五苓散。自汗而渴，宜白虎汤。下利，宜黄连解毒汤合凉膈散。舌弦黑中心黄，表证未解，宜小柴胡汤合天水散。脉沉实者，宜大柴胡汤。舌根黑、尖黄、中红，脉实者，用防风通圣散。若恶风寒，宜和解散。下利者，宜黄连解毒汤。

舌色淡红，中心白胎滑者，邪入里，宜小柴胡汤。舌色纯红乃瘟疫。舌热蓄于内，不问何经，用透顶散吹之，服黄连解毒汤加人中黄。舌色红赤而强硬，或大，此心火旺，故舌本强，宜三黄泻心汤。刺舌根二紫脉，出血。舌红色，中有小星点，乃热毒乘虚入胃，蓄热发斑，用化斑汤。寻服阳毒升麻汤。

舌红色,中有大红星点,乃君火盛而传之子土,必将发黄,用茵陈汤或五苓散。舌红色,中有深红点,如虫蝎[1]之状,乃热毒炽盛,宜防风通圣散。舌淡红色,中有一红晕,沿弦皆纯黑,乃毒热移于心胞络,火邪亢极,宜小承气汤。舌红色,中有黑纹二三条,如环形,舌尖纯红,乃阴毒蕴于肝经。肝主筋,故舌见黑丝[2]。其人身热,口不渴,用理中汤、四逆汤。舌红色,中有黑胎,形如小舌,是邪热结于里,君火炽盛,反兼水化,用凉膈散;有微热,用大柴胡汤。舌红色,中有干硬、黑色、形小,长有刺,乃热毒燔盛,坚结大肠,金受火制,不能平木,宜调胃承气汤。

舌根右白胎,余本色舌,其人寒热,病在半表半里,宜小柴胡汤。舌根左白胎滑,余本色舌,此邪入五脏而脏结,虚甚之证,死。

终审胸腹:将手按病人心胸,直巡历至小腹,有无痛处。

按之心下硬痛,手不可近,其人燥渴谵语,大便实,脉沉实,为结胸,用大陷胸汤加枳、梗,量人元气虚实用剂。

按之心胸满闷不痛,乃邪气填于胸中,病在表,未入于腑,用小柴胡汤加桔梗以治闷。如未效,本方对小陷胸汤。

按之心下胀满,不痛,是痞满,宜泻心汤加枳、梗。

按之小腹痛、小便自利,大便黑,或身黄,谵妄燥渴,脉沉实者,为蓄血,用桃仁承气汤。

按之小腹胀满不硬痛,小便不利者,为有水,用五苓散。然不可太利,恐亡津液。

按之小腹绕脐硬痛,渴而小便短赤,大便实者,为有燥粪,用大承气汤。

最后问证:问大小二便通利若何?病得之何日?初患何病?今身有何痛苦?服过何药?饮食起居若何?细询数者,务使脉证相对,庶下药无差。

黄连解毒汤:黄连　黄柏　黄芩　黄栀子。

凉膈散:连翘　栀子　川大黄　黄芩　薄荷叶　朴硝　甘草　淡竹叶　煎熟去滓,入蜜。

三一承气汤:川大黄　芒硝　厚朴　枳实　甘草　生姜。

---

1 蝎:《汉语大辞典》:"蝎,蠹、蛀……"
2 丝:原作"系",据文义改。

防风通圣散：川芎　当归　防风　芒硝　芍药　薄荷　麻黄　大黄　桔梗　连翘　石膏　黄芩　荆芥　白术　滑石　甘草　栀子　生姜　涎嗽，加半夏。

天水散：白滑石六两　炙甘草一两　为末，温汤入蜜调下。烦热，新汲水下。又名益元散。

双解散：即防风通圣散正方，煎熟去滓，上碗调天水散服，便是。

冲和汤：苍术　荆芥　甘草。

和解散：陈皮　厚朴　藁本　桔梗　甘草　苍术　生姜　大枣。

透顶散：黄柏　黄连　薄荷　芒硝　青黛，各等分　为细末，入冰片少许，和匀，吹舌上。

三黄泻心汤：川大黄　黄连　黄芩　用百沸汤一盏浸之，以物盖定，候一饮久，稍冷去滓，顿温方服。

大陷胸汤：先煮川大黄六两，去滓　次入芒硝一升　后入甘遂末一钱。

小陷胸汤：先煮瓜蒌实大者一个，去滓　次入黄连去须一两　半夏泡半斤。

泻心汤：半夏泡半斤　黄芩　干姜　人参，各三两　黄连去芦二两　大枣十二枚　炙甘草三两　加枳壳、桔梗。

桃仁承气汤：桃仁去皮尖五十枚　桂枝去皮一两　川大黄四两　炙甘草二两　先煮四味去滓，后入芒硝二两，更上火微沸，下火，先食温服。

论伤寒有必死之证

伤寒死证，一一须明。生死不明，将何投剂？

○阳证见阴脉。○阴阳俱虚，大热不止。○汗下后复大热，脉燥乱。○恶寒蜷卧而足厥冷，更兼烦燥而脉不出。○热病当汗，服麻黄汤发汗不出。○发少阳汗，运厥阴血。○发左右上下动气汗。○发风湿汗。○发阴阳毒汗。○大发湿家汗，成痓，热而痓。○发热，发少阳汗，谵语。○发风温汗，为重喝。○发汗不为汗衰，名阴阳交。○伤寒七八日，大发热汗出不止，如贯珠，为本气衰。○柔汗为冷汗，身目黄，乃脾气绝。○哕而腹满，不尿，头汗，目瞪脉散。○湿家误下，额上汗出而喘，小便难大便利。○咳逆脉散。○咳逆不止。○结胸证悉具，烦燥。○素有痞气，今因寒邪，邪与积合，外证如结胸状，时时下利，舌生白胎，脐痛引阴筋，为脏结。○发厥，肌冷烦燥，为脏厥。○下利谵语，目直视。○下利厥冷，烦燥。○下利，发热不止。○下利厥而自汗[1]。○下利厥逆,无脉,灸之不温,脉之不至。○下利一日十数行,脉实。○少阳与阳明合病下利,脉长大,名曰负。○少阴病,下利止而时时自冒。○少阴吐利,烦燥,四逆。○狂言不食。○舌卷囊缩。○舌胎色黑,焦枯如刺。○赤斑一生[2]五死。○黑斑十死一生。○厥利本不能食,反能食,为除中。○目乱无神气,目无精。○瘛疭眼反,汗出不流。○爪甲青,为阳衰。○唇吻反青,肝绝。○环口黧黑,脉绝。○直视摇头,心绝。○面黑、遗尿,肾绝。○声如鼻鼾,肺绝。○身体如疆。为正气脱。○喘而不休,邪气胜。○水浆不下,胃气绝。○形体不仁,荣卫不行。○乍静乍乱。○循衣摸床,喘而不休,为卫气绝。○阴阳易病,男子卵缩入腹,妇人痛引阴中,手足拘急,舌吐出而脉离经。○两感伤寒。○凡此诸证,有之者死,无之者生。生死难明,脉证可审。

论伤寒见证识病治法　方前有者不录。

寒之伤人,从表入里,自里达外。察外证知内病。病分表里虚实寒热,药用汗吐下、温补清凉。识病情,精药性,斯可以入仲景之门墙。

发热者,即邪气胜也。○翕翕发热,脉浮,邪在表,宜汗。○蒸蒸发热,脉沉实,邪在里,宜下。○表热未罢,邪气传里,里未作实,表里俱热,脉必弦数,宜和解,宜分利。

头痛项强者,多属太阳,而不专主于太阳也。○头痛项强,恶风寒,脉浮,属表,当汗。若头痛不恶寒,反恶热,脉实,属里,当下。○结胸,项强,亦宜下。大陷胸汤。○厥阴头痛,则宜温补。吴茱萸汤。○湿家头痛,鼻塞,用瓜蒂散,搐鼻以去水。○痰涎头痛,胸满寒热,宜服瓜蒂散吐之。

头摇者,里病也。

头重者,里虚,并入湿也。

头汗者,邪抟诸阳而汗出也。头为诸阳之首。○头有汗,不可再汗,宜和解。○湿家头汗、身黄,宜淡渗。○蓄血头汗,大便黑坚,宜下。

1　汗:原残缺。据医学馆本残笔,可推为“汗”字。此论亦见明·陶华《伤寒六书·伤寒明理续论》,据补。

2　一生:原残脱,据《伤寒百证歌》卷五“伤寒死候歌”补。

身痛，头疼，发热，恶风寒，脉浮，邪在表，宜汗。○发热面赤，大便闭，浑身痛，脉沉实，邪在里，宜下。或桃仁承气汤。○汗后身痛，脉沉迟，表虚，宜桂枝芍药人参汤。内加人参、白术。○下利身如被杖，脉沉缓，里虚。名阴毒。宜四逆汤。○身重，痛者风也，葛根汤。○周身痛，多眠，或微肿、难转者，风湿也，宜微汗。

身如虫行，表虚也。

背恶寒，口中和，阴胜寒也。附子汤。○背恶寒，口干燥，阳胜热也。白虎汤。

发热恶寒，脉浮紧，阳也，宜汗。○无热恶寒，脉沉迟，阴也，宜温。四逆汤。

初病发热，恶风，脉浮缓，表虚也。有汗用桂枝汤。○汗后卫虚，恶风，脉浮弱，阳亡也。桂枝汤加术、附。○汗出恶风，短气而身微肿者，风湿也。甘草附子汤。

四肢者，诸阳之本也。发汗亡阳，阳虚而手足拘急，屈伸不便也。○漏汗不止，手足拘急，恶风脉浮，桂枝汤合附子汤。○自汗脉浮，心烦恶寒而足挛拳急者，芍药甘草汤[1]。

叉手冒心者，因汗多而血虚也。

指头微寒者，谓之清，微虚寒也。

手足冷者，为四逆，间有时温。若厥者，冷而不复，温也。四逆属阳厥而厥，正阴厥也。○阳厥者，自热而温，自温而厥，乃传经之邪，故虽冷而时温，宜和解、宜下，不可用温也。和解四逆散，下，承气汤。○阴厥者，初得病便厥，或初虽热而不甚，乃阴经受邪，阳不足而阴有余，故冷过乎肘膝而不复温，宜急温之，不宜和解也。轻则理中汤，重则四逆汤。

寒热者，因阴阳相争，故寒热乍往乍来而间作也。阳不足而阴邪胜，则寒；阴不足而阳邪胜，则热。又邪居表多则多寒，邪居里多则多热，邪在半表半里则寒热相半，俱宜小柴胡汤。寒多加桂，热多加大黄。

似疟者，寒热作止有时，似疟而非疟也。○一日二三度发，脉浮洪，属表，桂枝汤。○日晡发烦热，汗出，脉浮，桂枝汤。脉实，承气汤。○热多寒少，

---

1 芍药甘草汤：此下另起行，重复"芍药甘草汤"，下无内容，删之。

尺脉迟小，建中汤。尺不迟，小柴胡汤。○身热无寒，骨节酸疼，时呕者，湿疟也，五苓散。有渴，小柴胡汤去半夏，加瓜蒌根。

潮热者，胃腑实热而有燥粪，故一日一发，日晡而作也，宜下。若热而不潮，大便不实，表证仍在而脉浮者，邪在经也，未可下。候大便硬而燥渴谵语者，方急下之，用大承气汤。

无汗者，邪气实也，以散邪为主，不拘日数多少，但有一二表证而脉浮紧者，即宜发汗。若血虚而难作汗者，脉必弱，宜黄耆建中汤合术附汤。

黄耆建中汤：黄耆蜜炙　肉桂　白芍　甘草炙　生姜　大枣　煎熟入饧。入饧少许，向火上顿溶温服。有微溏或呕不用饧。一方：自汗者加浮小麦一撮，妙。

自汗者，为卫气疏也，然亦有虚有实。○恶风寒，自汗表虚，桂枝汤。○不恶风寒，自汗里实，承气汤。○盗汗者，胆腑有热，不可与杂病、血虚同治也，宜以小柴胡汤加减调之。

手足汗出，有燥粪、谵语，宜下，大承气汤。○手足汗出而水谷不分，宜温，理中汤。

病人烦热，汗出则解，故发汗后解半日许，复烦热、脉复紧，是表邪未尽也，可用桂枝汤，再进取微汗。

烦者，扰乱，阳实阴虚，心热也。燥者，愤怒，阴实阳虚，肾热也。烦则热轻，燥则热重。○中风不得汗，烦燥，邪在表，麻黄汤。○大便闭，绕脐痛，烦燥，邪在里，大承气汤。○阳微，发汗烦燥，与大下后复发汗，昼烦燥、夜安静，身无热，脉沉微者，宜温。干姜附子汤。

干姜附子汤：干姜一两　附子一枚，生用，去皮尖。

懊憹者，一云胃虚也。实因表证误下，阳邪陷于心胸，故郁闷不舒也。○汗吐下后，虚烦懊憹，与夫短气、烦燥懊憹，俱用栀子豉汤。○阳明病下后懊憹而烦，是热结于胃腑，必有燥粪，宜承气汤。○身无汗，小便不利、懊憹者，后必发黄，宜茵陈汤。

咳嗽者，邪干肺也。○发热头疼，咳嗽无汗，喘急，脉浮紧，属表，麻黄杏仁细辛汤。自汗恶风，脉浮缓，本方去麻黄，加桂枝、芍药。○身无热，咳嗽微利，心下满，引胁痛，属里，十枣汤。○邪在半表半里，咳嗽胁痛，往来寒热，小柴胡汤去大枣、人参，加北五味、干姜。○咳而呕，胸满喘急者，寒痰也，大半夏汤。

麻黄杏仁细辛汤：麻黄去节　桔梗　前胡　黄芩　陈皮　半夏　杏仁　细辛　防风　甘草　生姜　表热加柴胡，口渴加天花粉，胸满加枳壳，喘急加瓜蒌仁。夏月去麻黄，换紫苏叶。

十枣汤：芫花　甘遂　大戟　各为末，和合。先煎大枣十枚去滓，后入末。强人一钱，弱人五分。下利后糜粥自养。病不除者，明日更服，加五分。

大半夏汤：半夏　生姜　陈皮　枳壳。

喘者，表邪也，而间有虚。○喘，恶寒，无汗，心腹濡而不坚，属表，麻黄汤。○喘而心腹胀满，有汗，不恶寒，谵语，属里，大陷胸汤。○心下怔忡，咳而微喘者，水气，小青龙汤去麻黄，加杏仁。○喘促，手足厥逆，脉伏，五味子汤。○下后喘急，目反，脉微，独参汤。二证服补，喘定者生，不定者死。○凡治喘。须兼理痰，必用生姜汁、竹沥。

小青龙汤：麻黄去节三两，先煮去滓　芍药　干姜　炙甘草　细辛　桂枝去皮，各三两　半夏泡，半升　五味子半升　俱后入，同煎。

独参汤：上党人参五钱，甚者一两，水一升半，煎至半升，服。

口干者，有口欲漱水而不欲咽也。因表证误下，寒停于上焦而热在丹田也。热则欲饮，而寒不能饮，当随证而议和解、议下。

口渴者，邪热聚于胃腑，津液耗而渴也。○无汗而渴，脉浮，属表，小青龙汤去半夏，加天花粉。○便实而渴，脉沉实，属里，大承气汤。○口不燥，咽不干而渴，脉沉微，属虚寒，宜温。

呕吐，多属虚寒而间有热，有水也。○呕吐虚烦，脉沉细者，虚也。轻则大橘皮汤，重则真武汤。或云附子加生姜。○呕不止，心下郁郁微烦，胸腹满，大便闭者，邪热内实、火气上逆也，大柴胡汤。○呕吐下利者，太阳少阳合病也，黄芩半夏生姜汤。○不下利而呕吐者，太阳阳明合病也，葛根加半夏汤。○三阳发热而呕者，俱用小柴胡汤。○腹中痛、欲呕吐者，胸中有热、胃中有邪气也。黄连汤去甘草、大枣，加生姜汁。○似呕不呕、似喘不喘、似哕不哕，彻心愦愦然无奈[1]者，痰也。半夏泡五钱，水一升半，煎至半升，去滓，纳生姜汁一合，和匀，缓缓服。○先渴后呕者，水停[2]心下，赤茯苓汤。○渴欲饮水，

---

[1] 奈：原作"柰"，据文义改。
[2] 停：原作"亭"，据文义改。

水入即吐者，为水逆。五苓散。○先呕后渴者为欲解，猪苓汤。○发汗后，水药不入，与谷气入口即吐者，俱为逆，并用小半夏汤。○凡呕家药，切忌甘味。治呕必须姜汁，徐徐呷下，寻用生姜嚼之。若药顿服则资壅，以其气结也。

黄芩半夏生姜汤：黄芩三两　炙甘草二两　芍药六两　大枣十二枚，劈　半夏泡半升　生姜三两。

葛根加半夏汤：葛根四两　麻黄去节，汤泡，去黄汁焙干，秤二两　先煎二味去滓，后入炙甘草、芍药、桂枝去皮，各二两　生姜三两　半夏泡半升　大枣十二枚，劈。

黄连汤：黄连　炙甘草　干姜　桂枝去皮，各二两　人参去芦二两　半夏泡半升　大枣十二枚。

赤茯苓汤：赤茯苓　陈皮　人参　川芎　白术　半夏　生姜去滓，入姜汁。

猪苓汤：猪苓　茯苓　滑石　泽泻　先煎去滓，后入阿胶，烊消。

小半夏汤：半夏　生姜。

干呕者，热在胃脘，气逆空呕而无物也。○汗出，干呕，脉浮，桂枝汤。○下利，干呕，脉微，白通汤。○恶寒，干呕，脉微欲绝，四逆汤。○吐痰涎，干呕，吴茱萸汤。○身热自利，粪水黄赤，口渴干呕，热也，用黄芩三两、芍药六两、竹茹一丸，半夏五钱，煎熬去滓，入生姜汁和匀服。

哕病，甚于干呕也，其人胃气本虚，复汗下太过，或恣饮冷水，水寒相抟而成者，宜用温散。或热气壅郁，上下不通而成者，宜用和解疏利。○哕而腹痛，大便闭，先用半夏生姜汤，次用小承气汤。○哕而小便不利，猪苓汤。○哕苦不止，用橘皮干姜汤。○温病壮热，暴饮冷水而哕，用茅根干葛汤。

半夏生姜汤：半夏泡生姜。

橘皮干姜汤：陈皮　干姜　通草　人参。

茅根干葛汤：茅根　干葛　陈皮　生病发　黄芩　半夏　赤茯苓。

咳逆者，俗云吃忒也。才发声于咽喉则剧止，轧轧然连续数声，短促不长，古以哕为咳逆，非也。哕与干呕无异，比之吃忒，大有径庭矣。○有吐后中气不足，发呃而脉虚微，宜补中生[1]脉汤。○有当下失下，发呃、便坚而脉沉实，宜大承气汤。○发呃、便软，脉来无力，宜泻心汤。○饮水太过，成水结胸而发呃，宜小陷胸汤，或小青龙汤去麻黄，加附子以温散之。○传经伤寒，

1　生：原作"主"，据此后"补中生脉汤"方名改。

热病也，误遽用姜、附，助起火邪而发呃者，宜黄连解毒汤，或白虎汤并竹沥。○若咳逆不止，宜灸期门穴，在乳下，男左女右取。○凡人无病而咳逆，时发时止者，气逆也。仰观即愈。呃甚而又不止者，是肾不纳气，虚极也，死。

补中生脉汤：黄耆　人参　甘草　白术　当归身　黄柏　陈皮　五味子　麦门冬　生姜　大枣　虚者加附子，去黄柏。

气逆者，气自腹中，时逆上冲也。○有因表证误下，里不受邪而气逆者，邪仍在表，宜桂枝汤。○客热在里而气逆者，大柴胡汤。○久病虚羸，少气气逆，欲吐者，竹叶石膏汤。○素有动气，因发汗而气逆者，李根汤。

竹叶石膏汤：淡竹叶二把　石膏一斤　半夏泡半升　麦门冬去心一升　人参去芦三两　炙甘草二两　先煮六味，去滓；后入粳米半升，同煮米熟为度。

李根汤：半夏　当归　茯苓　芍药　黄芩　甘草　桂枝　甘李根白皮。

短气者，呼吸不相接续也。○短气，心腹胀满，邪在里，承气汤。○短气，心腹濡满，邪在表，桂枝汤。○表证误下，短气、懊憹烦燥者，结胸也，大陷胸汤。○汗出、短气、恶风者，微邪在表，甘草附子汤。○食少饮多，水停心下、短气者，小半夏汤。

坐而伏者，短气也。

结胸者，病当汗而误下也。○大结胸，不按自痛，痛连脐腹，手不可近。大陷胸汤。○小陷胸，按之方痛，心下硬，小陷胸汤。○热结胸，懊憹烦闷，心下痛，少与大陷胸汤。○寒结胸，懊憹满闷，身无热，三物白汤。○水结胸，心怔忡，头汗出，用小半夏、赤茯苓二味水煎，入生姜汁和服。○若未经下而饱闷者，非结胸也，痞也。即经下而成结胸，若脉浮大者，表邪犹在也，勿议再下。

三物白汤：贝母泡去心　桔梗去芦，各七钱五分　巴豆去壳一钱，另研　右为末，内巴豆和匀，以白汤和服，强人五分，弱人减之。病在上必吐，在下必利。不利，进热粥一碗，利过，进冷粥一碗。吐利后，或汗出已，若腹中痛，与芍药一两煎服。

痞者，病当汗而误下也。若表证未罢，不可再下，但宜小柴胡汤加枳壳、桔梗以开之。○下后协热自利，心下痞硬者，桂枝人参汤。○痞满恶寒汗出者，附子泻心汤。服后小便利者，五苓散。○表未解而心下妨闷者，曰支结，柴胡桂枝汤。

桂枝人参汤：桂枝去皮四两　炙甘草四两　白术去芦　人参去芦　干姜，各三

两　先煎四味,去滓,后下桂枝同煮。

附子泻心汤：川大黄二两　黄连去须　黄芩各一两　附子炮去皮脐,生用一枚[1],另煮去滓;余三味不煎,但用百沸汤二升浸之,须臾绞去滓,入附子汤,分温服。

柴胡桂枝汤：桂枝去皮　黄芩　人参,去芦,各两半　炙甘草一两　半夏泡二合半　芍药　生姜,各两半　柴胡四两　大枣六枚。

胸膈满者,非心下满,乃胸膈气塞满闷也。凡邪传里,必先胸、至心腹及胃,是以胸满多带表证,但宜微汗而解。若胸中痰涎盛者,宜瓜蒂散之类以涌之。惟胸中实结,燥渴,大便秘者,宜大陷胸汤之类,下以平之。

胁者,少阳部分,而胁痛乃少阳之症。其用小柴胡汤和解者,治胆腑病正法也。兼有杂症,治则不然。○表有水,胁痛、发热、喘咳,用小青龙汤。○里有水,胁痛、身凉、干呕,用十枣汤。此汤峻烈,宜慎用之。○内有畜血,胁下刺痛,大便黑,用桃仁承气汤。○内有食积,心下实满,连于左胁,难以侧卧,大便涩而痛,用大柴胡汤加瓜蒌、青皮。

腹痛者,邪正相抟而痛也。○阳邪传里而痛,则痛甚而有时,用小建中汤和之。○阴寒在内而痛,则痛缓、无休止,常欲作利,用附子理中汤温之。○腹中痛,欲呕吐者,上热下寒也,黄连汤。○腹中痛,肠鸣泄利,寸脉涩、尺脉弦者,先与小建中汤。不瘥,与小柴胡汤去黄芩,加芍药。○腹痛而小便不利者,水气也,用真武汤。○邪热内实,口燥咽干,下利清水,心腹硬痛。或因宿食因燥粪,以致腹胀满,坚痛、烦燥,不大便者,并用大承气汤。○表证误下,因而腹满时痛,有表有里,用桂枝汤倍芍药。痛甚,桂枝汤加大黄。○或下后,心烦胀满、腹痛,栀子厚朴汤。○吐后腹胀满而痛,调胃承气汤。○汗后腹胀满而痛,厚朴半夏甘草人参生姜汤。

栀子厚朴汤：栀子十四枚,劈　厚朴去皮,姜汁炒,四两　枳实四枚,去穰炒。

厚朴半夏甘草人参生姜汤：厚朴去皮,姜汁炒半斤　生姜半斤　半夏半斤泡　人参去芦一两　炙甘草二两。

腹满、腹痛,皆邪入太阴,脾病也。阳热之邪陷内而为腹满,则口燥咽干;阴寒之邪入里而为腹满,则吐利、厥逆、不食。○腹满时吐、食不下、不渴者,枳实理中汤。○心腹硬满,口燥咽干,下利清水,或大便闭者,大承气汤。

---

1 枚：原误作"枝",附子药用根,故云"枝"乃误,据文义改。

○腹胀满，身痛下利，不渴者，先宜温里，四逆汤；后解其表，桂枝汤。○吐后腹满，少与调胃承气汤。○汗后腹满，厚朴半夏甘草人参生姜汤。○下后腹满，栀子豉汤。

小腹满者。脐下胀也。○小腹急满，手不可近，其人如狂，小便利，大便黑，此下焦蓄血也。桃仁承气汤，甚则抵当汤。○小腹急胀，按之痛，小便不利，手足厥冷，此冷结在膀胱也。宜灸关元穴，在脐下三寸，续与真武汤。

抵当汤：水蛭三十个，熬　虻虫三十个，去翅熬　桃仁三十个去皮尖　川大黄酒洗三两　右四味为末，以水五升，煮取三升，去滓，服一升。不下再服。

伤寒下利者，正气惫也。○阳邪传里，协热下利，粪色黄赤稠粘，口燥渴，脐下热，手足温，此为肠垢。或谵语，或干呕，或腹痛坚硬，均为实热之症，脉沉数有力，用大承气汤。否则用大柴胡、小柴胡、猪苓汤和解之。○阴邪入里，协寒下利，粪色清冷淡薄，口不燥渴，脐下寒、手足冷，此为鸭溏。或肢厥，或吐逆，或肠鸣腹痛，均为虚寒之症，脉沉迟无力，或无脉，并用四逆汤。轻者用理中汤；腹痛肠鸣，小建中汤。○寒因直中阴经，热因风邪入胃，水侮脾土，故令暴下。或攻，或温，或固下焦，或利小便，随证施治，但不宜发汗耳。若汗之，使邪气内攻，复泄津液。胃气转虚，必成胀满也。○伤寒下后，续得下利清谷，身疼痛者，内虚寒也。急当救里，用四逆汤。清便自调，急当救表，用桂枝汤。○寒毒下利，面色戴阳者，下虚寒也，附子理中汤。

久利不上者，肠癖也。

下利脓血者，热深而毒成也。○便脓血而脉沉，腹满痛者，桃花汤。○热毒攻胃，流入大肠，下利脓血者，黄连阿胶汤。○下后协热便脓血，脉数者，犀角地黄汤。○阳明下血，谵语，但头汗出者，刺期门。随其实而泻之，濈然汗出愈。男子及乳头小者，以一指为率，陷中动脉是。妇人屈乳头向下尽处是。男左女右取之。

桃花汤：赤石脂一斤，一半全用，一半筛末　干姜一两　粳米一升，先煮米令熟，去滓，内石脂末方寸匕，日三服。

犀角地黄汤：犀角，镑　赤芍药　生地黄　牡丹皮。

表未退，加黄芩、柴胡。口渴加干葛。错语呻吟加黄连。血虚加当归。虚烦加麦门冬、淡竹叶。阴虚加知母、黄柏。鼻衄加栀子仁。腹胀或痛，瘀血未下，加红花、桃仁、川大黄酒洗。少腹急痛加青皮。

黄连阿胶汤：黄连　阿胶　黄柏　山栀子。

腹痛加芍药。血虚加当归、川芎。血不止加地榆。脓多与夹食，加山楂、神曲。

伤寒不大便者，实热、燥粪、宿食也。三因俱宜通利，可以三承气汤而选用。其自汗、小便利、大便不通者，不可下，为津液内竭也。用蜜导法，与新瘥后，热邪伤血，肠胃燥涩而大便不利者，勿议下也。当用麻子润肠丸。

蜜导法：猪牙皂角、细辛各等分为末，先阳炼蜜如胶，以绵纸捻作纸条，将蜜盖在纸条上，次用前末蘸在蜜上，直送入谷道。

麻子润肠丸：桃仁去皮尖另研　麻子仁另研，各一两　归尾　川大黄煨　羌活，各五钱　为末，和前二仁炼蜜为丸。

小便自利者，津液偏渗也。

小便数者，频起而不多、不快也。伤寒自汗小便数，虽有恶寒项强表证，切不可行桂枝，以其走津液也。或误服而致厥者，甘草干姜汤。

甘草干姜汤：甘草炙，四两　干姜泡，二两。

小便数而大便必难，为脾约。约者，俭也，束也，约束津液不行也，用脾约丸。一云脏寒。

脾约丸：芍药　厚朴去皮，姜汁制　大黄酒蒸一斤　麻仁另研五两　枳实麸炒半斤　杏仁去皮尖另研　右为细末，炼蜜为丸。

小便不利者，邪气蕴于下焦，甚则硬满而痛也。○翕翕发热、头顶痛，小便不利者，桂枝汤去桂，加茯苓、白术。○表未解，发热而咳，小腹满、小便不利者，小青龙汤去麻黄，加茯苓。○引饮过多而小便不利者，脉浮，五苓散；脉沉，猪苓汤。○身微热渴，大便乍难乍易，小便不利者，大承气汤。○伤寒有先汗，复用下，遂致腹满心烦、小便不利。又发寒热者，桂枝汤加干姜。若渴，小柴胡汤。○大病瘥后，从腰已下有水气而小便不利者，牡蛎泽泻散。

牡蛎泽泻散：牡蛎煅　泽泻去毛　瓜蒌根　蜀漆洗去腥[1]　葶苈，炒　商陆根，炒　海藻洗去咸　右七味，异捣筛为散，更入臼[2]中治之，白饮和服方寸匕。若小便利，止后服，日二服。

---

1 腥：原误作"脚"，据《伤寒论》牡蛎泽泻散用蜀漆改。下同径改。
2 臼：原误作"口"，据《伤寒论》牡蛎泽泻散改。

小便难者，邪热湿毒凑入膀胱，热伤乎气，故小便涩滞而色黄也。热者即当逐热行津，湿者即当分水流湿，通用万全木通散。惟汗下过多，津液枯涸，又不可重利以竭其源，必当待其自行可也。○汗出恶风，四肢拘急，小便难者，桂枝汤加附子。○潮热、身黄、不得汗，小便难，鼻干胁痛者，小柴胡汤去黄芩，加茯苓。

万全木通散：木通，去皮节　滑石　车前叶，各一两　瞿麦五钱　上俱为末，每服四钱，水一升煎至半升，温服。

尿血者，邪热客于膀胱，移热于小肠。小肠为赤肠，故尿色赤而浊，与血相似，非真血也，宜清利之。用玄胡索一两、朴硝七钱五分、滑石二钱、生地黄一钱五分、瞿麦、黄柏、山栀子各一钱，细辛、甘草各五分，水煎，温服。

遗尿者，膀胱不约也。○邪热炽盛、神气昏愦、心腹坚满、大便秘结而小便自遗者为实，用大承气汤。○汗下后，余热不解，阴虚火动而遗尿者，为虚，用补中益气汤加黄柏、知母、五味子、麦门冬。○阴虚下寒，厥逆，脉沉微而遗尿者，附子汤加干姜，益智以暖其下。○厥逆，舌短，囊缩，不知人事，小便自遗者，吴茱萸汤倍人参，加附子二钱。○凡遗尿热盛，神昏内实者可治；寒极脉微、内虚者，难治。

补中益气汤：黄耆　甘草　白术　人参　升麻　柴胡　陈皮　当归身　生姜　大枣。

衄血者，血热而妄行于鼻也。热虽盛而邪犹在经。《经》曰：无汗而衄，脉浮紧，再与麻黄汤；有汗而衄，脉浮缓，再与桂枝汤。盖欲散经中邪气也。○又云：夺血者无汗，夺汗者无血。衄家不可大汗，汗之必额上陷。伤寒衄血，虽为欲解，然衄不止，头面有汗，身无汗，及发汗不至足者，难治。若衄而成流者，不须服药自解。若点滴不成流者，必当服药无疑。○鼻出血，脉紧急，目直视，不能眴，不眠者，芍药地黄汤。○鼻衄，漱水不欲咽者，犀角地黄汤。○衄而烦渴，欲饮水，水入即吐者，先服五苓散，次服竹叶石膏汤。○伤寒，但厥无汗，强发之，必动其血。或从耳目口鼻中出，名下厥上竭，为难治。当归四逆汤。○凡治衄血，下一二升不止，不必惊张，当用绵纸折迭数层，用冷水浸湿，稍滤干，却于病人项后，及鼻梁、两太阳穴上搭之。纸热，再浸冷，再搭即止。或兼用茅花一大把。无花用根，洗净、捣碎，水一升半，浓煎汁服之。

芍药地黄汤：芍药　地黄　当归　牡丹皮。

　　吐血者，热病当汗失汗，热入于里，而逼血从口中吐出也。症属太阳阳明二经，而阳明胃腑之证居多。治宜清热解毒，使血顺下可也。治吐血、衄血，多用炒栀子者，盖栀子清胃中热，降火屈曲下利最速也。然脉浮表证在者，仍宜发汗。脉沉迟、身清凉者，仍用温补。又不可一概以热律之也。○热毒尚浅而吐血者，及服桂枝汤呕逆而吐血者，并用犀角地黄汤。热盛者，或加芩、连、柏、栀。○热毒深入而吐血者，桃仁承气汤。○下后寸脉沉迟，尺伏不至，咽喉不利，吐脓血而厥逆，泄利不止者，难治。麻黄升麻汤温服，须臾得汗或瘥。○身无热，脉沉迟，吐血、血色紫黑，此阴证见，血寒则凝故也，用理中汤。○凡治血症，须分三焦用药：上焦见血，用犀角地黄汤；中焦见血，用桃仁承气汤；下焦见血，用抵当汤。亦一说也。

　　麻黄升麻汤：麻黄去节二两半　升麻一两一分　当归一两一分　知母　黄芩　萎蕤十八铢　石膏　白术　干姜　芍药　天门冬去心　桂枝　茯苓　甘草炙，各六铢　右十四味，以水一斗，先煮麻黄一两沸，去上沫，入诸药煮取三升，去滓，分温三服，相去如炊三斗米顷，令尽，汗出愈。

　　牙床属阳明胃腑，**牙齿**属少阴肾脏。因热病当下，失下，阳明之邪传入少阴肾，二热交并，故血从齿缝中出也。用绿袍散掩上牙床即止。随服犀角地黄汤加黄连、黄柏、黄芩、栀子仁。如大热昏愦，再加大黄、芒硝。

　　绿袍散：黄柏去皮　薄荷　芒硝　青黛，各等分，为细末，入冰片少许，和匀，掩上牙床。

　　热入血室者，冲脉为血之海，即血室也。血得热而妄行，在男子则为下血、谵语，因热邪传入正阳明腑；在妇人则为寒热似疟，邪乃随经而入，皆为热入血室也。

　　咽痛者，太阴之脉络咽嗌、连舌本，少阴之脉循喉咙，皆主咽纳。邪热乘之，故生咽痛也。或汗下过多，虚而生热，亦主咽痛。凡咽咙肿闭痛，口吐脓血腥臭，脉来洪大者，阳毒；咽喉肿、不利，腹痛泄泻，脉来沉细者，阴毒。若咽中生疮，喉中发痒，或肿，此盖寒伏于肾，阴火上冲，必当温肾以补之。仲景云：伤寒少阴，脉沉，多生咽痛、下利虚烦、多汗等证。又云：伤寒本阴寒厥甚，逼热上行，则为喉痹。不可直指为痰火，而骤用寒凉。必当推究其原而与疗焉。凡咽痛咽干，切忌发汗。其毒发于阳者则为阳毒，治详阳毒条。毒发于阴者则为阴毒。而概用甘桔汤治之，甘草一两，桔梗五钱。其效似难，必也！

○少阴腹痛，脉沉细，有热而咽痛者，黄连龙骨汤。○脉阴阳俱紧，主无汗，而反有汗，曰亡阳。法当咽痛，亦属少阴，用猪肤汤。○少阴脉微弱而咽痛者，必先利。先用半夏桂甘汤徐徐咽之，次用四逆汤。下利不止，手足厥冷，无热证者，用四顺丸。○阳厥应下，而反发汗，必咽痛、口疮赤烂，服升麻六物汤。○咽痛闭塞者，不可下，用乌扇汤。

黄连龙骨汤：黄连　黄芩　芍药　龙骨。

猪肤汤：先煮猪肤一两　次入白蜜一合　白粉一合，熬香熟，和匀相得服。

半夏桂甘汤：半夏泡　桂枝去皮　甘草，各二钱　生姜五片。

乌扇汤：用射干苗，如无，用射干、猪脂各四两，以二味合煎成，去滓，取半鸡子黄大，薄棉裹，内喉中，徐徐噙咽汁下。

谵语者，有邪气实、有正气虚也。实因结热燥粪，虚因劫汗亡阳，当随脉证而议通、议补。慎勿固执，指为实也。○大热，大便结，干呕、错语，呻吟烦燥，犀角解毒汤。不瘥，脉实议下。○初得病，无汗，狂言烦燥，精采不与人相当，用五苓散三钱，以新汲水探吐，或用猪苓汤。○三阳合病，身重难转侧，脉实，口中和，面垢，谵语遗尿，用白虎汤。○妇人经水适断，续得寒热谵语，此为热入血室，用小柴胡汤加川芎、当归、芍药、地黄。○凡谵语、下利不止，与夫喘满气逆上奔，自利，是气脱而下夺，皆为逆也。

犀角解毒汤：犀角，镑　黄连　黄芩　黄柏　山栀子　或加川大黄。

郑声者，精气夺也，故本音失而语散，声混浊而不明也。脉必微细，大小便必自利，用独参汤。

口多言者，血少也。

心悸者，心中筑筑然动，怔怔忡忡，不能自安也。有气虚、有停饮。其气虚者，阳气内弱，心中空虚而为悸。或汗下后，正气虚而亦悸，与气虚而悸又甚。皆须定治其气也。其停饮者，由饮水过多，水停心下，心火恶水，不能自安。虽有余邪，必先治悸与水也。○水饮而悸，小便利，用茯苓桂枝甘草白术汤。小便少而里急，用猪苓汤。

茯苓桂枝甘草白术汤：茯苓去皮四两　桂枝去皮三两　白术去芦　炙甘草，各二两。

战栗者，阴阳相争而身厥。厥，动摇也。邪气外与正气争，则为战。战者，外也、阳也。邪气内与正气斗则为栗。栗者，内也、阴也。○战乃正气胜，故有得汗而愈者。在表宜汗，九味羌活汤。〇栗则不战，但心寒蜷卧，足鼓振、头厥冷，而遂成寒逆。此其阴气特胜，阳气甚微，急以姜附四逆等救其内寒。大建中汤补其中气。若复燥极而不得卧者，此又不可治也。〇若原有热证，口燥脉数，忽肢体厥逆而咬牙振栗者，此内热极而反化也，不可作寒治，宜大柴胡汤。〇大抵因寒而战栗者，脉必细迟或微欲绝，此阴经自中之寒。因热而战栗者，脉必洪数，此为传经战栗。寒栗则厥冷沉滞，热栗则有时温和。以此别之，则阴阳生死判然矣。

大建中汤：人参　白术　茯苓　甘草　当归　川芎　白芍　熟地　黄耆　肉桂　附子　麦门冬　生姜　半夏　肉苁蓉　大枣。

头运者，阳虚也。间有风、有血，少有痰火而致然者。病轻起则方运而重，虽卧亦旋转也。〇伤寒曾经汗吐下后，心下痞，身体振摇，筋脉动惕，虚烦腹满而头运，脉沉者，阳虚也。茯苓桂枝甘草白术汤，重则真武汤。〇未经汗吐下后，但口苦咽干、往来寒热，脉弦而头运者，少阳木病也。木能生风，风能动痰也，用小柴胡汤随证加减。〇阳明病，但头眩，不恶寒，能食而咳者，用茯苓桂枝甘草白术汤，去白术。〇血虚而头运者，妇人多有，乃宜补血而行气也。

目眩者，病因与头运同也。有目眩而头不运者，有头运而目不眩者。若二证并现，阳虚脱也。其实者，目生红花，花现于上界，卧起初有，坐定则无也。若虚者，目生黑花，花现于下界，起坐俱有也。多属少阳胆木，而虚实治法，皆同头运。

郁冒者，寒气乘虚而中于人也。故头如物蒙罩，恍惚昏迷也。郁冒重于眩运。《经》曰：少阴病，下利止，时时自冒者，肾绝也。太阳病，先下之不愈，后发其汗，表里俱虚，因致郁冒，则宜温补。《经》云"滋苗者必固其根，伐下者必枯其上"，正谓是也。人参三白汤。若清邪中于上焦而郁冒者，汗出自愈，表和也。

人参三白汤：人参　白芍　白术　白茯　附子　肉桂。

发斑者，胃热、血热也。须分阳毒、温毒而多主乎胃，故古人用白虎汤加人参治之。以此若发斑而咳，心下闷，下利，呕吐，下部并口有疮，目赤者，温毒也。治载温毒。斑如锦纹，面赤咽痛；或面红火，或不知人者，阳毒也。治载阳毒。壮热烦燥大渴，脉洪盛，遍身斑出如火色者，血热也。治法附现阳毒。〇其阴证发斑，但出于胸背，手足稀少而色淡红，脉沉细，身无大热。盖人元气素虚，又因房欲，内伤肾气，或过服寒凉之药，以致阴寒惨烈之气伏于下，逼其无根失守之火聚于上，故发现斑点，状如纹迹，独出于肺部分也。用理中汤。虚极燥甚而厥逆者，加附子。○凡斑证切不可表汗，汗之重，令开泄，更增斑烂也。斑之方萌，与蚊迹相类，惟发斑多现于胸腹，蚊迹只见乎手足。其脉洪大，病人昏愦，先红后赤者斑也；脉不洪大，病人自静，先红后黄者蚊迹也。赤斑五死五生，黑斑十无一生。黑斑又如果实屬者，卢医不能施其巧也。若汗下后不解，足冷、耳聋、烦闷、咳呕，便是发斑之候。斑出红润、起发者吉，稠密成片者凶；身温足暖、脉洪数者顺，身凉足冷、脉细微者逆。

发狂者，重阳也，毒并于心也。阳气重盛，阴气暴绝，独阳而无阴，非大下之，何能瘳也？治现阳毒。至于阴极发燥者，亦似发狂，当验其初病无头痛身热，虽面戴虚阳，而六脉必沉微，切莫误投凉药，急用温热之剂救之。或灸关元、丹田，否则气消成大害矣。

喜怒如狂者，蓄血也。其人必少腹满、脐下痛，小便自利，大便或去或不去，去则粪硬色黑也，宜下。轻则用桃仁承气汤，重则用抵当汤。故如狂证、血自下，下者愈也。其外不解者，当先解外，用桂枝汤，继用犀角地黄汤调之。若里未作实而遽攻之，逆也。

惊狂者，精神昏乱，倏然惊、惕然动也。乃亡阳惊惕之狂，非重阳奔走之狂。其实者烦燥不已，而虚者真阳脱亡，俱用柴胡、黄芩以却热，龙骨、牡蛎以收神。视其脉证虚实而补解之，此大法也。○若被医以火逼取其汗，遂致亡阳、烦燥惊狂者，桂枝蜀漆龙骨牡蛎汤。兼下清血者，犀角地黄汤。○若因烧针而烦燥惊狂者，桂枝甘草龙骨牡蛎汤。○若胸满邪惊，小便不利，谵语，火邪惊狂，亡阳烦燥，周身痛者，柴胡龙骨牡蛎汤。○太阳脉浮，当用汗解。医以火劫之邪，因火热两阳熏烁，热发于外身必发黄，热抟于内小便必难，郁热太甚，则捻衣摸床，惊狂不安，为难治。或邪无从出，从腰已下，必重而痹，亦火逆也。用麻黄杏仁薏苡甘草汤。若小便未利者，火气未剧，尚可治也。○又，太阳汗下后，心下痞，表里俱虚，复加烧针，则胸烦惊狂，面青肤瞤者，难治。色黄，手足温者，可救也。

桂枝蜀漆龙骨牡蛎汤：桂枝去皮　生姜,各三两　炙甘草二两　牡蛎煅,五钱　龙骨四两　蜀漆三两,洗去腥　大枣十二枚,劈　右为末，先煎蜀漆，去滓，后入诸味同煎。

桂枝甘草龙骨牡蛎汤：桂枝　甘草　龙骨　牡蛎。

发黄者，太阴脾土、阳明胃腑，湿热蕴积而真色现于肤肉间也。湿气胜则黄如熏，色晦，周身痛；热气胜则黄如橘，色明，身大热。俱宜通利小便，分导其气，流行其湿，病乃愈也。○太阳发汗已，不解，身目黄者，中湿。身痛发黄者，并用麻黄赤小豆汤。○中风无汗，咳嗽，身目黄，脉浮弦，或浮大者，用小柴胡汤去人参、大枣，加茵陈、栀子。大便秘，加大黄。如哕，加茯苓。○宿谷在内发黄，腹胀潮热，大便硬，小便数者，大陷胸汤加茵陈、黄连、栀子、枳实、厚朴。○蓄血发黄，结胸，小便利，大便黑，脐下痛者，轻则用犀角地黄汤，重则用桃仁承气汤。○若身不热，四肢沉重，脉沉迟细弱，腹痛下利，冷汗自出，遍体发黄者，阴黄也，理中汤加茵陈。○又有疫气、痹气、瘴疟等，瘀热在内，遍体发黄者，并用茵陈栀子汤。○凡遍身黄，色凝不去者，用茵陈蒿一把，生姜一大块，同捣烂，先于胸前擦起，及四体皆令擦遍，擦后热汤搅布拭净，如此者三四次，其黄自去矣。

茵陈栀子汤：茵陈　山栀子　黄连。

肉瞤筋惕、汗下，虚也。夫阳气者，精则养神，柔则养筋。发汗过多，津液涸少，阳气偏枯，筋肉失养，故惕惕然动、瞤瞤然跳也。非温筋助阳之剂，何自愈乎？○太阳病，汗出不解，仍发热头眩，身振振欲擗地，而筋惕肉瞤者，真武汤。人羸甚，去芍药。有热证，或热者，去附子。○吐下后。身振振摇动者，茯苓桂枝甘草白术汤。○凡伤寒吐下后，复发汗，脉微，心下痞，胁痛，气上冲，筋脉动惕者，逆也。

茯苓桂枝甘草白术汤：茯苓四两　桂枝三两　白术　炙甘草，各二两。

怫郁者，阳气郁于肌肤，蒸于头面，聚赤而不散是也。其证阴盛，面赤者，色黯而不光；阳盛，面赤者色明而且泽也。○初得病，发汗不彻，其人烦燥，身体不知痛处，面赤脉浮紧，须再汗之，麻黄汤。○或因发汗不彻，并于阳明，续自微汗，面色赤，脉浮缓，宜清解之，解肌散。○汗下后有此证，饮水而哕者，中寒也。桂枝人参汤。○小便不利。大便乍难乍易，身微热，腹冷，烦燥面赤者，燥粪也。调胃承气汤。○下利清谷，身微热，厥逆，面赤，脉微，或欲绝者，虚寒极也。四逆汤。○若伤寒当汗，医用火逼，取其汗而汗不出，邪热因火并郁而甚，两火交攻，面色红赤，或蒸于肌肤，身目俱黄者，用茵陈栀子汤，看小便利出如皂角汁，其黄从此出矣。

解肌汤：麻黄　川芎　前胡　羌活　荆芥,各五钱　人参　赤芍　脑荷[1]　甘草,各三钱　右为末,葱、薄荷汤调下,汗透即止。

桂枝人参汤：桂枝去皮四两　炙甘草四两　白术去芦　人参去芦　干姜　茯苓,各三两　先煮四味,去滓,后入桂枝同煎。

动气者,在脐之上下左右筑筑然跳动是也。其人先有痞气,脾病矣,因感于寒,误用汗下吐,复损乎脾,致动其气,故曰动气。可见伤寒看外证为当者,不在脉之可见,必待问证之可得也。○凡动气,专主理中汤,去术加桂。盖白术燥肾闭气,肾恶燥,故去之。桂枝能泄奔豚,故加之也。有热则用小柴胡汤合桂枝汤正方。○动气在左,发汗则头眩,汗出不止,筋惕肉眴。先服防风白术牡蛎散,汗止,次服小建中汤。○动气在右,发汗则衄而渴,心苦烦,饮水则吐,先服五苓散,次服竹叶石膏汤。○动气在上,发汗则气上冲心,不得息,用李根汤。○动气在下,发汗则心中大烦,骨节疼痛,目晕,食入即吐。先服大橘皮汤,次服小建中汤。○动气在左,下之则腹满拘急,身虽热反欲蜷卧,先服甘草干姜汤,次服小建中汤。○动气在右,下之则津液竭,咽干鼻燥,头眩心悸,用竹叶石膏汤。○动气在上,下之则掌握,热烦、身热、汗自泄,欲水自灌,用竹叶石膏汤。○动气在下,下之则腹满,卒起头眩,食则下清谷,心下痞坚,用甘草泻心汤。

防风白术牡蛎散：白术去芦　防风去芦　牡蛎,煅　为末,酒调服。

大橘皮汤：陈皮　甘草　人参　生姜。

甘草泻心汤：甘草四两　黄芩三两　半夏泡半升　干姜三两　黄连一两　大枣十二枚,劈。

奔豚者,肾气也。其人素有肾积、肾寒矣,复感寒邪,触动宿积,新邪、旧邪交构而发,若江豚之拜浪,奔突而上跃也。有因汗吐伤冲肾积,肾邪侮心,故乘虚逆奔而上冲也。治皆不宜汗、下,必用桂、苓,盖桂能泄奔豚,茯苓能伐肾邪也。○因下而气上冲者,桂枝汤。○因烧针而气上冲者,桂枝汤倍加桂。若不上冲者,不可与也。○发汗后脐下悸,欲作奔豚者,桂枝汤去芍药,加大枣、茯苓。○吐下后,心下逆满,气上冲胸,起则头眩,脉沉紧者。○及发汗动经、身振振而摇者,皆以桂、苓为主治也,并用桂枝汤去芍药,加茯苓、白术。

---

1 脑荷：据此名及所在方,当为龙脑薄荷（产苏州之优质薄荷）简称。

不仁者，肉苛也。正气虚，为邪气所伏也。故肢体顽麻，痛痒不知，针灸不知，厥如死尸，宜桂枝麻黄各半汤。不愈，用补中益气汤加姜汁。若身体如油汗出不休，喘而直视，水浆不入者，命绝也。

不眠者，汗下太过而神所虚也。亦阴为阳胜，终夜烦扰不宁者，阴虚则与夜争也。○汗出、鼻干、不眠者，干葛解肌汤。○胃中有燥粪、大热错语不眠者，大承气汤。○吐下后，心烦短气不眠者，酸枣汤。○阴胜阳，惊悸、昏沉、大热，干呕、错语、呻吟不眠者，犀角地黄汤。○汗出脉虚不眠者，小建中汤。○咳而呕，心烦闷不眠者；或下利不眠者，并用猪苓汤。○脉浮，小便不利，渴不得眠者，五苓散。○伤寒瘥后，不得眠者，阴气未复也，栀梅汤。○大热，干呕，错语，呻吟不得眠者，黄连解毒汤。○少阴二三日已上，心中烦、不得眠者，黄连阿胶汤。

干葛解肌汤：葛根　黄芩　赤芍　麻黄　桂枝　甘草　大枣　生姜。

酸枣汤：酸枣仁　甘草　知母　麦门冬　茯苓　干姜　川芎。一方加龙眼肉。

栀梅汤：栀子　黄芩　甘草　柴胡　乌梅　生姜　淡竹叶　豆豉。

黄连阿胶汤：黄连　阿胶　黄柏　栀子　先煮三味，去滓，入胶同煮。

多眠者，阳气虚、阴气盛也，亦邪传于阴而不在阳也。昏昏闭目，阴自阖也；默默不言，阴至静也。○太阳病十余日，脉浮细、嗜卧者，外已解而神将复也。设或胸满胁痛、鼻干不眠者，风热内攻，不干乎表，故热气伏于里，则喜睡。不得汗者，宜小柴胡汤；脉浮紧，用麻黄汤。○欲眠恶寒，尺寸俱沉细者，四逆汤。轻则理中汤。○烦热不眠、不饮食，口渴目合、汗出谵语者，小柴胡汤。○胃热者，亦欲卧也。犀角解毒汤。

狐惑，虫证也。热在上焦，食入无多，肠胃空虚，三虫求食而食人五脏也。其候四肢沉重，恶闻食气，默默欲眠，目闭、舌白、齿晦，面目间赤白黑色，变易无常。虫食下部为狐，下唇有疮，其咽干；虫食脏为惑甚，声哑。二者通宜解毒安虫为主也。

黄连解毒汤：黄连　乌梅　木香　先煎，磨犀角热服。

雄黄锐散：雄黄另研　青葙子　苦参　黄连，各一钱半　桃仁一钱　右为细末，生艾捣汁，和如小指尖大，绵裹，纳下部肛门内。○虫食于下，咽干甚者，用苦参煎汤渍洗之。○若虫食于肛门外者，用好雄黄三四钱，烧烟熏之。

凡狐惑证，以前方为主治。间有消渴与大便坚实者，又宜微利之可也。

并用理中汤加大黄及蜜少许。

吐长虫，蛔厥也。胃虚之人，妄发其汗，胃中虚冷，饥不能食，谷气困乏，得食即呕，及食到口，蛔闻食臭，相继而上也。身虽燥热，口虽燥渴，不可遽投寒凉之药，当先治蛔，蛔定方可攻热。先用理中安蛔散，如蛔未定，用乌梅丸。蛔安，但热不退，或呕、脉数者，小柴胡汤。○若腹满不大便，热甚昏愦，吐蛔者，此胃邪熏蒸，虫不安而逆上也。用大柴胡汤。○凡治蛔不可用甘物，药中俱宜去甘草、大枣，并加黄连、黄柏、乌梅。盖蛔闻甘则起，闻酸则止，闻苦则定，闻辣[1]则头伏而下，所以用乌梅、川椒、细辛、黄连、柏皮等药，医者当视其寒热而加之。

理中安蛔散：人参　白术　干姜　乌梅　白茯。

乌梅丸：乌梅三百个　细辛六两　干姜十两　黄连去须一斤　当归四两　附子炮去皮脐六两　蜀椒炒去汗四两　桂枝去皮六两　人参去芦六两　黄柏去皮六两　上十味，异捣筛合治之，以苦酒浸乌梅一宿，去核蒸之，五升米下饭，熬捣成泥，和药令相得，内臼中与蜜杵二千下为丸，米饮下十九。病甚者多服之，取效。

瘛疭者，木火热风也。瘛则急而缩，疭则缓而伸也。治须平木降火，佐以和血脉、祛风痰之药方可愈也。○治风温证，被火，头面通身微黄色，时或瘛疭、或惊痫者，葳蕤汤。○结胸证失下，胃中热邪发于四肢，动摇搐搦者，大承气汤。

葳蕤汤：葳蕤　麻黄　杏仁　白薇　青木香　甘草　羌活　川芎　石膏　葛根。

百合者，百脉一宗皆受病，无复经络传次也。其人似寒无寒，似热无热，欲食不食，欲坐不坐，欲行不行，口苦便赤，药入即吐利，其脉微数，每尿则头痛，六十日愈。不头痛，洒然恶寒者，四十日愈。若尿快然、头眩者，二十日愈。并用百合知母汤。○未经吐下、发汗，病形如初者，百合地黄汤。○下后变为百合者，滑石代赭汤。○吐后变为百合者，百合鸡子汤。○百合病渴而不瘥者，栝蒌牡蛎散。○百合病变成发热不休者，百合滑石散。

百合知母汤：百合　知母　二味另煎，去滓，相和服。

百合地黄汤：先煎百合七枚，去滓取汁，入生地黄汁一盏，同和服。服后大便如漆者，中病也，弗更服。

1　辣：原作“悚”，“悚”岂能闻？据《医学入门》卷三“乌梅丸”改。

滑石代赭汤：百合　滑石　代赭石。

百合鸡子汤：先煎百合七枚，去滓取汁，入鸡子黄一枚，不用清，搅匀温服。

栝蒌牡蛎散：瓜蒌根　牡蛎，各等分，为末每服二钱，白汤调，日三服。外用百合一升，以水一斗，渍之一宿，通身洗之。洗已，但食淡煮饼，即淡面条也，弗与盐豉。

百合滑石散：百合，炙一两　滑石三两　右为末，每服三钱，白汤下。

坏病者，寒病未退，而六淫复伤也。或汗吐下、温针不解，又小柴胡汤证罢而热尚在者，亦为坏病也。若小柴胡汤证仍在者，此不为逆，当再与小柴胡汤。盖其病已过经，热留脏腑，阴阳舛乱，日久不痊，气血渐衰，疾候多变，必当视其证犯何逆，以法治之。○若表证多者，宜取微汗，用知母麻黄汤。○里证多者，宜取微利，宜大柴胡汤。○过经坏病，身热，心下痞闷，或微呕而有痰，或不眠而脉虚者，宜从和解，用参胡温胆汤。○服诸药不效者，用鳖甲散。

知母麻黄汤：知母三钱　麻黄　甘草　芍药　黄芩，各一钱　桂枝五分。

参胡温胆汤：陈皮　枳实　半夏　白茯苓　甘草　人参　柴胡　生姜。一方有麦门冬、竹茹、桔梗　香附　大枣等味。

鳖甲散：鳖甲　升麻　前胡　乌梅　枳实　黄芩　甘草　生地　犀角。

瘥后沉昏者，发汗不尽，余热在心包络也。仍宜微汗，用知母麻黄汤。○若胃口有余热，虚烦而呕者，宜清解。用竹叶石膏汤加生姜。

劳复发热者，劳动精神而热随至也。古用枳壳栀子汤、麦门冬汤、猥鼠粪汤，此善方，药味简少而奇，今人多不能体用，但宜专用小柴胡汤加减治之。表汗、里下、寒温、燥润、热清、虚补，此加减要法也。

枳壳栀子汤：枳壳　栀子　豉　用清浆水煎。

麦门冬汤：麦门冬　甘草　淡竹叶　用粳米汤煎。

猥鼠粪汤：韭白根一握　猥鼠粪，两头尖者是，十四粒　宜随症加减，不可热服。有沾汗出为效。

食复发热者，胃虚不能胜谷气也，损谷自愈。○复举之证，血气已虚，不可峻攻，只宜缓取。惟伤食重者，关脉实，大热燥渴，胸高喘满，腹痛、大便实，或五六日不去者。或人壮厚者，微利之可也，用枳壳栀黄汤。内热加黄芩，腹胀加厚朴，伤肉加山楂，伤面饭加神曲。○若所伤之食不多，其人禀气素弱，但烦热者，清之可也，用竹叶石膏汤。○自瘥后，身热不退，饮食如故，但觉胸中微满，此因食早，谓之遗热也。○凡复举，当候其先病所解日数，或先病七日汗出，今复举，亦要七日汗出；先病十四日出汗，今复举，亦要十四日出汗方解。若疫症，三四次战汗。今复举，亦要三四次战汗。此其定数也。

枳壳栀黄汤：山栀　枳壳　柴胡　大黄　香豉。

女劳复者，精气伤也，男女不易而自病也。其候头重不举，眼中生花，腰背掣痛，小腹急绞疼。或增寒发热，或阴火上冲，面如烘炙，心胸烦闷者，并用鼷鼠粪汤、竹皮汤、烧裈散。○虚弱者，人参白术汤。心烦、口干渴，加麦门冬、五味子。阴虚火动、精走，加知母、黄柏、牡蛎煅。心下痞满，加大黄煨、枳实。不得眠加竹茹。○小腹急痛、脉沉逆冷者，当归四逆汤加吴茱萸、附子，仍以吴茱萸一升，酒拌炒热，熨小腹愈。○凡前证，不拘男妇，俱宜用赤衣散尤妙。

竹皮汤：刮青竹皮一大丸，水煎。

烧裈散：取近阴处裈裆一块，方圆四五寸。男用女裈，女用男裈，烧存性，温水调服方寸，日三服。一方加手足指爪二十片，烧灰，男女互用，米饮下，小便即利，阴头微肿则愈。

赤衣散：室女月经布近隐处，烧灰存性，单服，白汤下。

人参白术汤：当归　附子　生姜　白术　桂枝　人参　黄耆　甘草炙　芍药　水煎服。

易病者，阴阳交易之谓也。盖大病方瘥，余邪未尽，辄动淫欲。毒气反过，男女互相为病也。故男子新瘥，妇人与交，谓之阳易；妇人新瘥，男子与交，谓之阴易。其候身重气乏，小便痛，头不能举，足不能移，四肢拘急，百节解散，眼中生花，热气冲胸。在男子又阴肿、小腹绞痛，在妇人又里急、腰胯重，连腹内掣痛。若男子卵缩入腹，妇人痛引阴中，手足挛拳，舌吐出，脉离经者，皆不治也。○阴阳易病，通用烧裈散。○男子病阴易，小腹连腰胯急痛者，鼷鼠粪汤。○外肾肿，腹中绞痛，与妇人痛引阴筋者，并用竹皮汤。○热上冲胸，烦闷，手足挛搐如风状者，用瓜蒌竹茹汤。

瓜蒌竹茹汤：瓜蒌根　青竹茹　一方加韭根、干姜。临熟入鼷鼠粪末一字调服。

中　寒

夫膀胱之经名为太阳，阳也。然其性寒水，其令司冬，其位居下，其体内空而藏津液，是性之与令、位之与体俱属阴也。天地之气，寒亦阴也，而寒自下生，寒从下感，从阴类也。且肾与膀胱为表里，淫欲过度，肾气内虚；膀胱

气薄，真元耗散；寒邪径入，故即中寒者，如弓满矢发，矢从空飞，迅速而直中
鹄者也。人病初发，头不疼、身不热，就便怕寒，四肢厥冷，面惨暗如刀刮，蜷
卧不渴，不欲语言，或吐白沫，或流冷涎，或腹痛吐泻，或引衣自盖，或战栗，
脉来沉迟无力，或微欲绝，即是直中阴经，真寒证。宜用阳法，以热药温补无
疑，并灸丹田。又当随所见证，消息调理，切莫乱投汤液，并不可拘于日数，
失急缓之宜也。间有大汗头重、周身痛、面色赤者，乃阴伏于下，阳浮于上，
此水极而反火化。其人身必不大热，肢节必冷，脉见阴脉，或浮大而虚芤。断
宜峻补，不可因其外证类阳而用阴法治也。几微之际，生死系焉，宜细参考。

　　〇肾气素虚之人，先因房欲，后受寒邪。初得之，头沉重、面惨晦，倦怠欲
寐，发热无汗，脉沉，一切表病里和等证，为寒中之轻者，宜用：

　　附子散邪饮：人病虚而轻，方药温而浅。

　　麻黄去节　细辛去土，各二钱　大枣二枚　熟附半枚，寒甚者一枚　生姜五大片，取汗。

　　呕吐去细辛，倍生姜。身痛加羌活、防风。表证罢，寻宜平补，以固真元。
表邪入里，即用后汤，随证的用。

　　〇肾气虚惫之人，真阳之气，所存无几。阳虚即寒，奚必寒自外中。加之
房劳，继之受寒。内寒外寒，两寒骤发。人病怕寒，振栗蜷卧，沉重欲寐，手
足厥逆，肚腹疼痛，呕吐下利，脉沉迟无力，或微欲绝，一切诸虚沉寒等证，为
寒中之重者，宜用：

　　附子回阳汤：人病虚而重，方药温而深。

　　熟附子　肉桂　干姜　当归　丁香　清河参[1]　白术　川芎　砂仁　良姜。

　　脐下动气，欲作奔豚，去白术。呃逆加柿蒂。自利腹痛加木香。咳加细
辛。自利不止加升麻、黄耆。呕吐涎沫或小腹痛，加盐炒吴茱萸。气不归元，
上奔喘急加沉香，去川芎。肾虚甚，加肉苁蓉、山茱萸。腰痛加川续断、山茱
萸、破故纸。其阴极、发燥者，去良姜，加肉苁蓉、麦门冬、熟地。咽痛去丁
香、砂仁、良姜。脉不至，倍人参。有痰加半夏。腹痛大便实，去丁香、砂仁、
良姜，加大黄酒蒸、蜜少许。肾痛加荜澄茄。

　　大病之后，诸虚寒证悉除，而真元因之重伤，不加意调养，时进汤液，非惟
难以保完精气，抑恐病加于小愈也，宜用：

1　清河参：即人参。清河即今吉林通化集安市清河镇，为人参集散地。

人参固本汤：人病退，方药平。

人参　黄耆　当归　干姜　白术　茯苓　川芎　肉桂。

微热，去干姜，加地骨皮。微烦，去干姜、肉桂，加麦门冬。不眠，再加酸枣仁。口干或渴，去姜、桂，加麦门冬、五味子。腹痛，加木香磨热。清气下陷，大便似有似无，欲去不去，加升麻。身体痛，加附子。气不和，加陈皮、木香。咳嗽加五味子。饮食不知味，加砂仁、丁香。小便赤，去姜、桂，加赤茯苓、灯心。大便燥，加桃仁、麻仁、火干姜、肉桂。虚甚者仍再加肉苁蓉、附子，温之润之。元气已复，只再加酒蒸川大黄。前服辛热之剂过多，目赤红，去姜、桂，加生地、麦门冬、黄连、灯心、赤芍。或衄血、吐血，皆因热燥使然，去肉桂、干姜，加犀角、牡丹皮、生地黄、黄连、白茅花。

感　寒

夫五方之风气不同，而治疗之药品亦异。仲景[1]固北人，北地高耸，寒威凛凛，其治伤寒，即北证而议北剂也，故其剂重。南方沃土，气和日暖。时令虽寒而不甚，但民多逸乐，中气内虚，寒邪外袭，邪客于经，未入腑脏。民病头痛项强，遍身痛，发热恶寒，证类伤寒而稍轻。以其感之者浅，而非若伤之者重也。且南人病多自内伤而挟外感，其治时宜以轻清之品表解之，不可用麻黄、桂枝等汤，如法重剂也。一剂而邪未散，再剂无妨，须沾沾汗出，过足委中为愈。邪散后即用托中之剂，和补之以实腠理，此用药之一阴一阳而防再感也。《经》曰："邪之所凑，其气必虚。"间有寒热往来，似疟非疟，胁痛、口渴、烦燥等证，而用麻黄、桂枝等汤而愈者，非南人而服北剂乎？盖风气在天，虽有南北之殊，而经络在人，实无南北之异。故感之重者，即名伤寒，如仲法治之，理所当然。惟贵审所感、所伤之重轻，或真外感而无内伤，或自内伤而挟外感，又或外感重而内伤轻，又或内伤重而外感轻，当精详区别而行治法也。夫寒本寒也，而寒病多发热者，以其寒伤形，寒毒薄于肌肤，阳气不得散发而内拂结，故病热也。复恶寒者，先克而后仇之也。治又多用热药者，以其发表不远热，而辛以散之者也。

1　景：原脱，据文义补。

因人随证调治

人有实有虚，证有重有轻，治有深有浅，药有表有里。

气盛实之人，四时感冒风寒，身热头痛，恶寒无汗，一切表邪等证宜用。

柴胡解表汤：人盛实，病轻。方药浅而又浅。

柴胡去芦　升麻　干葛　麻黄去节　甘草　芍药。

如咳嗽，加杏仁、荆芥。项强身痛，加羌活、独活。内热加黄芩。胸满加枳实。呕吐加陈皮、半夏、姜汁。腹痛倍芍药。偏正头风，加石膏、薄荷。发斑加黄芩、石膏。或感冒失表，时常潮热不解，加地骨皮、人参、青蒿、薄荷。表后汗多，去麻黄，加浮麦仔，略加人参、黄耆。

气实之人，四时感冒风寒，身热头痛，恶寒无汗，一切表邪及夹食等证，宜用：

苏麻散邪饮：人实，病轻，方药浅。

紫苏叶　麻黄去节　香附　生姜　芍药　陈皮　甘草　葱白。

头痛加川芎、白芷。鼻塞声重、咽膈不利，加细辛、桔梗。浑身痛、头项强，加羌活、独活、紫金皮。腰痛不能屈伸，加官桂、桃仁、小茴香、川当归。鼻塞不通，头昏，或耳内脓出，加羌活、荆芥、川芎。咽喉肿痛，加桔梗，倍甘草。鼻内出血及吐血，加白茅花、生地黄。痰涎壅盛，加白附子、南星。姜汁制。气促喘急，加桑白皮、大腹皮，用紫苏梗。热盛加柴胡、黄芩。恶寒甚加桂枝。汗多去麻黄，加肉桂、芍药。呕吐恶心，去麻黄，加砂仁、半夏。呕吐酸水及酒伤等证，加砂仁，去麻黄。痰涎壅盛，呕吐恶心、头昏，加白附子、旋覆花、半夏。咳嗽加杏仁、桑白皮。腹痛倍芍药，加木香热服。腹胀加枳壳、厚朴。脾寒去麻黄，加草果、青皮、槟榔。寒多热少，再加桂皮；热多寒少，再加黄芩、柴胡。小腹气痛，加小茴、木香，痛甚加吴茱萸，俱去麻黄。饱满不思饮食，加青皮、苍术、桂枝、厚朴。饮食不化或时寒栗，加草果仁、桂枝、苍术、槟榔。食积溏泄，酒伤恶心，去麻黄、芍药，加苍术、厚朴、神曲、麦芽。呕逆去麻黄，用苏梗，加砂仁、草果仁。渴去麻黄、陈皮，加麦门冬、石膏、粳米。妇人产后，感冒发热、头痛，加川芎、白术、肉桂、人参，去麻黄、芍药。发斑去香附、陈皮，加大青、牡丹皮、犀角、生地黄。

气虚之人，四时感冒风寒，身热头痛，恶寒无汗，四肢拘急，或鼻流清涕，声重，一切表邪及夹食等证，宜用：

芎术实表汤：人虚，病轻而重，方药浅而深。

川芎　白芷　细辛　陈皮　麻黄去节　桂枝　苍术　羌活　甘草　生姜

表后汗多，去苍术、陈皮、麻黄，加白术、芍药。呕吐恶心，去麻黄，加砂仁。腰疼加小茴、麝香、桃仁。属虚只加杜仲、川续断。属风只加秦艽、防风，去芦。干咳加人参，去羌活、麻黄。表证未解，心下有水气，呕吐喘满，加半夏、人参、白茯苓。小肠气疼，加小茴香、吴茱萸。腹痛加白术、吴茱萸、南木[1]香。寒甚加干姜、良姜，血气痛加玄胡索。呕逆去麻黄，加丁香、砂仁、草果仁。寒泻加干姜、白术、肉豆蔻、诃[2]子，去麻黄。挟虚再加人参，寒甚略加附子。饮食不思，加砂仁、白豆蔻，去麻黄、羌活。心腹胀满，加枳实、半夏。呕逆加丁香、砂仁、草果仁。痰嗽加半夏、桔梗。本方加减有未详者，宜照苏麻散邪饮，一一如法加减调治。

气虚之人，四时感冒风寒，解表之后，表证悉除，特恐中气未充，风寒易入，复生他证，宜用：

参术和中汤：人虚，病除，方药平而和。

人参去芦　白术去芦　白芍　大枣　白茯去皮　大粉草炙　生姜。

气虚病后，而元气愈薄，宜服一二剂调养之。间有余证未除，照后加减用药。

头微痛加川芎。微潮热加柴胡。内热微加麦门冬、地骨皮，或加黄芩。邪渴加干葛、天花粉。有痰加半夏。身微痛加羌活。自汗加黄耆。血虚加川芎、当归。微恶寒加桂。微恶风加防风。心烦加家莲肉、麦门冬、竹沥。腹微痛加木香、吴茱萸。湿证未除，加苍术、防己。指头微寒，加肉桂。小便不利，加猪苓、泽泻、木通、小茴。小腹微痛，加小茴、吴茱萸。小便多，加益智仁。腰痛加杜仲、破故纸、川续断。短气倍人参。小便又利，宜去茯苓，再加黄耆。不睡加麦门冬、炒酸枣仁、龙眼肉、茯神。吐黄水加砂仁、丁香。泄泻加淮山药、肉豆蔻。闻食气即呕逆，加砂仁、丁香。腹胀不思饮食，加砂仁、枳实。恶食胸中满，加苍术、香附、山楂。脾困气短，加砂仁、木香。病后食早，恶食，加砂仁、神曲、麦芽、山楂、草果仁。胃冷加丁香、砂仁。冷甚仍加附子。脾胃虚弱

1　木：原作"本"，无此药名，据该药正名改。

2　诃：原作"柯"，据该药正名改。下同径改。

加官桂、当归、黄耆。痰甚口渴，不用半夏，用贝母、天花粉。微嗽加五味子、桔梗。胸膈满，加枳壳，少用参术。假满不用枳壳，但用乌药。气不和，加乌药、大腹皮、木香。脾气不和，加苍术、香附。胃气不和，加陈皮、砂仁。清气下陷，加升麻、柴胡。少加。虚渴加五味子、麦门冬。

气盛实、气实、气虚，三等之人，若外感风寒，已入腑脏，潮热干呕、烦燥口渴，一切表里俱热，或欲发斑等证，宜用：

黄芩泻火汤：病重，方药深。

柴胡去芦　黄芩　麦门冬　甘草　知母去毛　葛根　淡竹叶　石膏。

头痛加薄荷、荆芥。大便涩滞，加黄连、枳壳。秘结加大黄，腑燥加麻仁、桃仁。小便不清，加青蒿、泽泻、猪苓。胸满腹胀痛，加枳实、芍药、青木香。气急加青皮、大腹皮。小腹硬痛，加大黄、桃仁、芒硝。小便赤浊，加栀子、滑石。胃脘痛，加栀子、香附。童便浸。谵语加黄连、犀角镑、黄柏、山栀子。甚则加川大黄。发斑加生地、大青、牡丹皮、犀角镑。鼻衄、吐血，加白茅花、犀角、黄连、生地、栀子炒黑。表里之热悉除，仍用参术和中汤，如法加减调养，以保完胃气，庶无中寒之患矣。

元气虚弱之人，及不善自爱养，内作色荒，妄作劳役，是真元既以重伤矣。加之起居不慎，感冒风寒，头微疼，身微热，微恶寒，蜷卧，一切内伤重、外感轻等证，宜用：

冲和桂枝汤：人病伤重、感轻，方药里深、表浅。

人参去芦　白术去芦　川芎　苍术,米泔浸　桂枝去皮　白茯去皮　干姜　甘草炙。

头顶微痛，加藁本。身微疼，加羌活。肌表微热，去干姜，加北柴胡。风湿相抟，一身微痛，加羌活、防风。恶风加防风。自汗去苍术，加黄耆蜜炙、胶饴。内微热，去干姜，加麦门冬、地骨皮，倍人参。口微干，或渴，去干姜，加五味子、麦门冬。小便赤，去干姜，加赤茯苓。无汗少加紫苏叶。烦燥惊狂，心悸，去干姜，加远志、茯神、酸枣仁炒、龙眼肉、麦门冬、柏子仁。血虚加当归。挟痰加半夏。挟痰火，口微渴，去干姜，加贝母、麦门冬，不用半夏。咳嗽加五味子。衄血、吐血、血色紫，去苍术、川芎、桂枝，加白茅花。脾湿泄泻，加猪苓、薏苡仁。伤风泄泻，加防风。食积泄泻，加山楂、草果仁、神曲、麦芽炒。胃气不和，加陈皮、木香。呕吐去甘草，加丁香、砂仁。腹痛加木香、吴茱萸。胁痛加青皮。小腹痛，加小茴香、吴茱萸。肾气痛，及膀胱气痛，并加荜澄茄。脾虚泄泻，加肉豆蔻。胸膈胀满，加槟榔、枳实。厥逆加附子。脉不至倍人参。肾不纳气，气上冲，喘急胸满，加附子、沉香、枳实，去苍术。

元气微虚之人，及不善自保护，淫欲不节，劳役不调，是中气虽伤，而所伤者轻矣。加之风寒不避，外感客邪，头疼身痛，发热恶寒无汗，一切内伤轻、外感重等证，宜用：

冲和紫苏饮：人病，伤轻、感重。方药，里浅、表深。

紫苏叶　防风　陈皮　苍术　北细辛　羌活　川芎　白芷。

肌表热，加柴胡。扪之烙手，加黄芩。自汗去苍术、陈皮、紫苏叶，加白术。又不止，加黄耆蜜炙、麻黄根。胁痛加青皮。腹痛加木香。痛甚加吴茱萸。小腹痛，加小茴香、益智仁。恶寒加桂枝。指头微寒，加桂枝、干姜。厥逆去紫苏叶，加干姜、附子、人参、白术。胸满腹胀，加枳实。痰嗽加半夏。寒嗽加干姜、肉桂。中脘痛加草豆蔻。脾寒加青皮、草果仁、槟榔。寒多热少再加桂枝、干姜；热多寒少再加柴胡、黄芩。寒热相半，加桂枝、柴胡。脾寒，未经发表，加麻黄、连须葱白。寒泻去紫苏，加肉桂、干姜、白术。口渴加干葛。气滞满闷，加青皮、木香。本方随证加减，有未详者，宜照依冲和桂枝汤加减，一一查用。二症主方有轻重之分，而加减稍同。

内伤房劳之人，时常感冒风寒，饮食失节，或身热而烦，或头痛而重，或气促而短，或恶寒而蜷，或恶风而咳，或自汗而渴，或无力以动，或饱满不食，诸虚外感等证，宜用：

参芪补中汤：人病虚而轻，方药重而浅。

人参　黄耆去芦　茯苓　麦门冬　陈皮　白术　柴胡去芦　当归　炙甘草　前胡。

头痛加川芎、藁本。潮热加黄芩。恶寒加桂枝、干姜。有痰加半夏。腹痛加木香、吴茱萸。身体痛加羌活、独活。恶风加防风。寒嗽加干姜、细辛。风嗽去参、芪、当归，加杏仁、防风。痰嗽加半夏。虚嗽加五味子。气虚甚，加附子，去前胡、柴胡。小便频数，加益智仁。小肠痛，加小茴香、益智仁、山楂。挟寒再加干姜、肉桂。指头微寒，加桂枝。背恶寒，加干姜、肉桂。挟痰再加半夏。呕吐加丁香、砂仁，去甘草。寒热往来，加草果仁、肉桂。热甚加黄芩。饮食不消、饱满，加麦芽、神曲、山楂、香附、草果仁。不思饮食，加砂仁、白豆蔻、草果仁。内热盛，加地骨皮，倍人参、麦门冬。本方随证加减，有未备者，仍宜依前冲和桂枝汤、冲和紫苏饮二方加减，一一查用。三症主方有轻重之分，而随症加减稍同。

脾胃素虚之人，内伤饮食，外感风寒，其证憎[1]寒壮热，头目昏疼，恶寒倦怠，呕逆恶心，饱满痞闷，噫气吞酸，停积滞下，一切夹食伤寒等证，宜用：

二香化滞汤：人病虚而实，方药平而浅。

藿香叶　半夏　苍术　厚朴　紫苏叶　香附末　人参　陈皮　生姜。

头痛加川芎、白术。身痛项强，加羌活、独活。腹痛加草豆蔻、南木香。小腹痛，加南木香。胃寒加丁香、砂仁。胃气虚弱，或脾困气短，去厚朴，加砂仁、南木香、白术，倍人参。伤食腹胀，不思饮食，加砂仁、枳实、白豆蔻、山楂、神曲、麦芽炒。闻食气即呕，加砂仁、青皮，去人参。吞酸加砂仁、丁香、干姜。胃脘痛加抚芎、木香。呕逆，或吐黄水，加丁香、砂仁。潮热加柴胡、黄芩。腹痛胀硬，口干、烦燥，大便秘结，去藿香叶、人参、紫苏叶，加枳壳、大黄、芒硝。

辩诸证头痛

额前痛，身热恶风属风，恶寒属寒。眉眶痛，风邪在经。两太阳痛，邪客巨阳。脑顶痛，气虚受风。脑枕痛，肾虚枕冷。左痛血虚有风，右痛痰盛多热。痰热痛，身热多痰，口燥咽干。痰厥痛头旋眼黑，气急肢冷。火盛痛，痛苦如裂，心烦壮热。食积痛，发热恶寒而身不疼。脚气痛，肢节沉重，脚膝屈弱。血虚痛，形瘦色弊。气虚痛，气乏声微。气血两虚，头重痛微，身倦形衰。

附录：古今治感冒风寒应验二方

九味羌活汤：凡感冒风寒寒热，头项、脊腰、四肢强痛，并疫疠晚发等证。此方不犯三阳经禁，解利神方，杂病亦可用。

羌活治太阳　防风治少阳，去芦，各一钱五分　苍术治太阴，米泔浸　白芷治阳明　黄芩治太阴肺　生地治少阴心，各一钱二分　细辛治少阴，三分　川芎治厥阴，一钱三分　甘草，缓里和中，五分　生姜三片，大枣二枚，葱白二茎，水煎热服，取汗。如无汗，用热粥助之。太阳证加羌活、藁本。阳明证加升麻、葛根、白

---

1 憎：原作"增"，据文义改，下同径改。

芷。少阳证加柴胡、黄芩。太阴证加苍术、厚朴、枳实。少阴证加桔梗、知母。厥阴证加川芎、柴胡。夏月加石膏、知母。服此汤后不作汗，加苏叶。恶风自汗，加桂枝；夏月去桂，加芍药。汗后不解，加大黄。呕逆加姜汁。有痰加半夏。肌热加柴胡、葛根。喘而恶寒、身热，加生地、杏仁。虚烦加知母、麦门冬、青竹茹。胸中饱闷，加枳壳、桔梗。中风行经，加附子。便闭加大黄。中风兼五痹等证，各随十二经、内外上下、寒热温凉、四时六气，加减补泻用之，炼蜜为丸尤妙。

五积散：凡感冒风寒，头项、脊腰、四肢强痛，或恶风寒、呕逆恶心，或夹食伤寒、发热恶寒、头痛胸满、腹胀，及寒湿克下经络，腰脚疼痛酸痹等证。杂病亦可用。

枳壳炒　麻黄　白芍酒炒，各四钱　当归酒洗　半夏泡，各二钱　官桂去皮　川芎　白芷　厚朴去皮，姜汁炒　干姜泡　桔梗去芦　苍术米泔浸　白茯苓去皮　陈皮略去白，各五钱　甘草炙，一钱　右散，每服七钱，生姜七片，煎熟去滓，入酒服。

身体疼痛。加羌活、防风、寒甚加附子，勿入酒、腰痛加桃仁、麝香、小茴香，属虚再加杜仲、川续断、破故纸，属风只加秦艽、防风。小肠气痛，加吴茱萸、小茴香。遍身疼不止，加乳香、没药、北细辛。咳嗽加杏仁、桑白皮。夏月除干姜、官桂，加黄连。天气暄热，或春分后，虽无汗，当去麻黄，换苏叶。腹胀满不快，或大便不去，除人参，加山楂、神曲、枳实、香附。潮热，或肌热，去干姜，加柴胡、干葛。手足挛拳，加槟榔、木瓜、川牛膝。手足风[1]缓，加乌药、独活、川续断、木瓜、防己、槟榔、川牛膝。四肢麻痹，加乌药、羌活、僵蚕。足浮肿，加五加皮、大腹皮、川萆薢、槟榔、薏苡仁。足成风痹，加羌活、独活、防风、防己、川萆薢、槟榔、川牛膝。凡人素患痛风，因寒风而发者，加羌活、独活，先表散外邪，嗣后依各经风寒湿热，随证调治。

疟

疟者，虐也，弱也。正气为邪气所虐，而正气弱也。故无汗与未汗之先，

1　风：原作"疯"，据文义改。下同径改。

以散表邪为主，除其虐也。若有汗与既汗之后，以扶正气为主，补其弱也。其名不同，病发寒热，一岁之间，长幼男女，病状相若，沾染时行，变成寒热，名曰疫疟。

寒热日作，梦寐不祥，多生恐怖，名曰鬼疟。宜用禁避厌禳之。

憎寒少热，寒从背起，腰痛头重，属膀胱，名曰寒疟。

壮热鼻干，烦燥热甚，久后乃洒淅微寒，日晡时发，属胃，名曰热疟。

寒热相半，胸胁痛，口干苦，属胆，名曰风疟。

热多寒少，心烦怔忡，属心，名曰湿疟。

单寒少热，腰疼足冷，属肾，亦曰寒疟。

先寒后大热，咳嗽，属肺，名曰痹疟。

热长寒短，筋脉揪缩，属肝，亦曰风疟。

寒热相停，善饥，不能食，食已支满，腹急痛，属脾，名曰食疟，又名痰疟。

经年不瘥，瘥后复发，远行久立，下至微劳力皆不任，名曰劳疟。

数年不瘥，百药不断，结为癥癖在腹胁，名曰老疟，亦曰母疟。

大抵疟病细而分之，名状种种不同，统而言之，先寒后热为寒疟，先热后寒为温疟，但热无寒为瘅疟，但寒无热为牡疟。是皆不出于阴阳，上下交争，虚实更作也。盖风者，阳气也；寒者，阴气也。先伤于风，后伤于寒，即先热后寒。先伤于寒，后伤于风，即先寒后热。阴气先绝，阳气独发，则但热无寒；阳气先绝，阴气独发，则但寒无热。

其温疟得之于冬，邪气延于骨髓。其寒疟得之于夏，邪气客于皮肤腠理之间。瘅疟之气实而不堪，且不及于阴。牡疟之气虚而泄，且不及于阳矣。是皆发作有时，发在夏至后、处暑前，乃伤之浅者；发在处暑后、冬至前，乃伤之重者。

发于子午卯酉日者，乃少阴心经之疟。发于寅申巳亥日者，乃厥阴肝经之疟。发于辰戌丑未日者，乃太阴脾经之疟。故邪气中于风府，则间日而作；邪气客于头项，则频日而作。气有虚实、邪中不同，斯发作日时有早晚先后之异也。

然总之，疟属于阳者，治宜养胃驱邪；疟属于阴者，治宜调脾截补。邪疟及新发者，可截可散；虚疟及久病者，宜补气血，必不可截。若新得病及未经解表，其势正炽，而遽用截药，致伤脾胃。虽或暂瘥，瘥后必复，复则增重，多致延绵不休。其欲截疟，在阳分者可截，在阴分者，用药引至阳分，方可截之。倘被医轻试劫药，脾胃之气大伤，病必难愈，轻为老疟，重为鼓胀，多致不瘳。

欲治老疟，必先以参、术、半夏、陈皮等药，辅以某疟、某经之品，大补脾胃、调和气血为主，散邪次之，方能补偏救弊。若得大汗而体重，又宜峻补，俟汗沾沾微出，下过委中，方是佳兆。或老疟系风寒暑湿，邪入阴分，尤宜用血药引出阳分而散，用川芎、抚芎、当归、红花、苍术、白术、白芷、黄柏、甘草，煎露一宿，温热服之。后当滋补正气，仍节饮食、避风寒、远房劳，无有不愈者。此诸疟证病因与治法之大要也。

外有病久阴虚，每日午后恶寒发热，至晚亦得微汗而解，脉必虚弱而数，宜用人参、白术、黄耆、当归、陈皮、麦门冬、知母、升麻、生姜、大枣等味煎服。寒重者去知母，加炒干姜。〇又有思虑过度，劳伤心脾，每日至晚。恶寒发热，惊怖若捕，脉必虚弱，此心虚不生血，脾虚不统血，血虚故病见于阴也。用人参、白术、茯神、黄耆、龙眼肉、酸枣仁、南木香、炙甘草、生姜、大枣煎服。〇此二症似疟非疟，若误作疟治，而用常山、砒丹、草果等剂，亦至不救。当以脉证辨之：疟脉自弦，二症脉必虚弱，或数或大，必不弦细。审虚实而疗之，斯不伤人命矣。

疫疟 人病重，方药深。

代天宣化饮：治时行病。证详论中。

香附　紫苏叶　甘草　山栀　黄柏　大黄蒸　黄连　黄芩。

气虚者，四黄俱用，酒炒，少加人参。寒多去大黄、山栀，少加肉桂、草果仁。

寒疟 人病重而轻，方药深而浅。

桂姜汤：治膀胱腑病。证详论中。

干姜　肉桂　白芷　陈皮　厚朴　当归　川芎　白芍　甘草　苍术　半夏　麻黄　姜。

身体痛加羌活、防风。头苦痛加细辛。腰痛加独活、羌活、小茴香。汗出寒退而热不退，汗难已，用小柴胡汤合桂枝汤和解。

热疟 人病实而重，方药轻而深。

清胃汤：治胃腑病。证详论中。

柴胡　黄芩　大黄　芍药　石膏　知母　甘草　粳米。

微恶寒,去大黄,少加桂枝。

风疟 人病轻虚,方药和解。

清和饮:治胆腑病。证详论中。

人参　柴胡　桂枝　黄芩　甘草　生姜。

渴加干葛。胁痛甚加青皮。不渴有痰加半夏。渴而有痰加贝母。胸膈胀满加枳壳、桔梗。

湿疟 人病虚而轻,方药补而浅。

补心汤:治心脏病。证详论中。

人参　白茯　白术　柴胡　甘草　生姜　黄芩　半夏　猪苓　泽泻　肉桂。

口干或渴,去半夏,加干葛、天花粉。

寒疟 人病虚而重,方药补而深。

温经汤:治肾脏病。证详论中。

熟附　肉桂　半夏　大枣　陈皮　白茯　生姜　炙甘草。

气虚甚加人参。脾虚加白术。腰痛甚,加川续断、破故纸。中寒甚,加干姜有汗去陈皮、半夏,加黄耆蜜炙、白术。肾气痛,加荜澄茄。小腹痛,加小茴香盐炒、吴茱萸;无汗加麻黄、细辛。

瘅疟 人病轻,方药浅。

清肺饮:治肺脏病。证详论中。

人参　干葛　南木香　枳壳　甘草　白茯　前胡　桔梗　紫苏叶　半夏　陈皮　生姜。

初病去人参,温服进取微汗。渴去半夏。嗽不止,先加杏仁、桑白皮。又不止,加五味。热甚加柴胡、黄芩,去南木香。气急加紫苏子、莱菔子,去人参。

风疟 人病实而轻,方药表而浅。

疏风汤:治肝脏病。证详论中。

麻黄　乌药　陈皮　川芎　僵蚕　羌活　防风　白芷　独活　柴胡。

热甚加黄芩。血热加生地、赤芍。寒不去,加桂枝。胁痛加青皮。

食疟 人病虚而食,方药补而浅。

舒脾饮:治脾脏病。证详论中。

柴胡　黄芩　草果仁　青皮　神曲　白茯　苍术　厚朴　陈皮　香附。

呕吐去黄芩,加丁香、砂仁。脾倦去青皮、厚朴、黄芩,加白术、人参、白豆蔻、肉豆蔻。甚则再加附子。脾热加知母。

劳疟　人病虚而重，方药补而深。

温中汤：治腑脏病。证详论中。

干姜　白术　人参　甘草　肉桂　陈皮　茯苓　黄耆。

腹濡满时，减去甘草。呕吐加半夏、姜汁。又不止，加丁香、砂仁。蜷卧沉重，少加附子。身体痛，加附子。腹痛加南木香。血虚加川芎、当归。头痛加白芷、细辛、川芎。腰痛加川续断、破故纸。不思食，加丁香、砂仁、白豆蔻仁。泄泻加肉豆蔻。

老疟　人病久而虚，方药平而补。

实脾汤：治元气虚弱。证详论中。

人参　白术　半夏　白茯　生姜　陈皮　苍术　草果仁　炙甘草。

不思饮食，加砂仁。脾倦气短，加附子。畏风寒，加黄耆、防风、干姜。连服此汤数十帖，俟脾胃壮盛，一日加飡，身体康强，疟不截而自愈矣。倘邪未尽去，癥癖尚存，方宜用消导丸，散除其病根，此其时也。前此脾胃之气弱，真阳之气衰，慎勿轻用以伤生。愿同志者慎之。

消导丸：人病实而重，方药软而深。

鳖甲炙　三棱　莪术，俱醋炙　青皮　桃仁　真海粉　红花　半夏，姜汁蒸　神曲　陈皮　麦芽炒　香附，醋蒸　右为末，神曲、酒打糊为丸。

虽服此丸，尤宜与实脾汤间服，服二日丸，服一日汤。此一消一补之法，庶不复伤元气。

凡疟病，一日一发者，受病一月；间日一发者，受病半年；二日连发，住一日者，乃阴阳受病，气血两伤，最为难治。当凭日辰，按阴阳而调理。

子午卯酉日　发者乃心阳不足，治宜扶阳抑阴。

扶阳汤：人病虚而重，方药补而深。

人参　白茯　白术　当归　川芎　肉桂　干姜　草果。

虚甚加熟附子。服此数十帖不愈，度可截而截之。

宁心饮：截剂。

肉桂　丁香　砂仁　干姜　南星，姜制　人参　白术　川芎　槟榔　草果仁　常山，切片，好酒浸一伏时，去酒略炒，带湿即入百草霜同炒干，去百草霜不用，用常山，独倍诸药。水酒煎，发日早，空心服一剂，临发先时，又服一剂。常山制得有法，必不吐，要吐勿制。

寅申巳亥日　发者乃肝木受邪，治宜平肝补脾。

平肝散：人病实而轻，方药平而浅。

柴胡　青皮　苍术　槟榔　厚朴　陈皮　白芷　白术。

热多加黄芩，寒多加桂枝。服此数十帖不愈，度可截而截之。

伐[1]木汤：截剂。

槟榔　苍术　厚朴　草果仁　青皮　陈皮　芍药　常山，制法现前，倍用。煎服同前。

辰戌丑未日　发者乃脾土受邪，治宜补脾益心。

清脾饮：人病虚而轻，方药补而浅。

白茯　白术　川芎　柴胡　白芷　陈皮　半夏　槟榔　前胡。

热多加黄芩，寒多加桂枝。服此数十帖不愈，度可截而截之。

清脾汤：截剂。

桂枝　槟榔　知母　草果仁　陈皮　白术　藿香　常山，制法现前，倍用。煎服同前。

凡风寒之邪，已入脏腑而成疟者，宜依前病证方药逐一细查，按证按治调理。若邪在经、在表，未入乎腑脏，不拘日数多少，似疟非疟者，则用后四方。据邪气盛衰而用方药。或寒暄不时，虽非疫疠，而一时人病寒热，往往长幼相若者，亦用后四方。

香苏饮：治头疼身痛，寒热作止有时，无汗，邪在表而表实者。人病实而轻，方药表而浅。

香附　紫苏叶　白芷　芍药　羌活　陈皮　麻黄　干葛　升麻　热服，取汗而愈。

柴芩汤：治口渴、头疼、身痛，憎寒壮热，作止有时，邪在表而表盛者。人病实而重，方药解而深。

知母　石膏　干葛　黄芩　柴胡　猪苓　泽泻　羌活。

桂芍汤：治头疼身痛、项强，寒热作止有时，有汗，邪在表而表虚者。人病实而轻，方药解而浅。

桂枝　芍药　甘草　防风。

知母葛根汤：治人气盛实，里不受邪，而邪经旬、犹在表，寒热一日二日一发，发时或头痛，或口渴；或初病寒热数日，已经解表而元气壮实者，皆宜。人病实而轻，方药峻而浅。

———————

1　伐：原作"代"。查无此汤，然有伐木汤。此疟乃"肝木受邪"，伐木即平肝，故改。

黄芩　柴胡　知母　干葛　乌梅　常山　右各等分，水酒煎，临发日早服，以吐为度。若欲不吐，则常山当如前法精制。

瘟　疫

瘟疫者，因天行不正之气，人染之而成病也。《经》曰："苍天之气，清净则志意治，顺之则阳气固，虽有贼邪，弗能害也。"又曰："冬不藏精者，春必病瘟。"《伤寒论[1]》曰："春应温而反清，夏应热而反寒，秋应凉而反热，冬应寒而反温。"或久雨亢旸，反此正令，非其时而有其气，皆曰疫疠。曰黄病，疫气之发。大则流行天下，次则一方，次则一乡，次则偏着一家。悉由气运郁发，有胜有伏，迁正退位之所致也。其证项强睛疼，四肢痛，憎寒壮热，大类乎伤寒。其脉阳濡弱阴弦紧，更遇温气，变为瘟疫。

瘟病　得二三日，体热，腹满，头痛，食饮如故，脉直而疾，八日死。或遇四五日，头痛、腹满而吐，脉来细而强，十二日死。又过八九日，头身不疼，目不赤，色不变而反利，心下坚，脉来涩涩，按之不足，举时大，十七日死。或汗出，出不至足者，死。或厥逆汗自出，脉坚强急者生，虚软者死。或下利腹中痛甚者死。

其治必先推运气之胜负，次辨人禀之强弱，与所感之浅深，而施汗、下、清解三法。初病汗，轻病清解，实病下，药中其的，病未有不愈者。若谓证属阳明、少阳二经，不可大汗大下，宜从中治。其气弱而感浅者，固宜微汗微下。或气强而感深者，非大汗大下，邪何由去？正何由复？必至缠绵不休而死。又谓有当从补治者，用解毒丸散。气虚而用四君子汤送，血虚而用四物汤送，大非也！盖疫疠之气，其毒最为酷烈，触伤元气，日深一日，即药专力竭才，尤惧弗胜，况以半解半补之剂治之，吾恐正气欲补而未获补，邪气不欲补而先受补，邪得补而愈炽，病日增加矣。即不加甚，定增缠扰，诚为无益而又害之也。故与其一剂之中，用解而又用补，孰若一二剂之内，即解而旋即补，使药力精专而邪气顿除。除后或即平补、或即峻补，任我而施为也，何畏首畏尾之若是乎？古人朝用附子，暮用大黄，自非神圣，其孰能与于斯？

1　伤寒论：此下之言见明·虞抟《医学正传》卷二"瘟疫"引《伤寒论》。

治四时瘟疫,头痛项强,憎寒壮热,发斑烦燥,大渴面赤,目红或面紫黑、狂言等证,宜用:

代天宣化汤：人病重,方药深。

甘草 甲巳年君　黄芩 乙庚年君　栀子 丁壬年君　黄柏 丙辛年君　黄连 戊癸年君　香附　紫苏叶,各减半　大黄酒蒸,用三倍　人中黄一倍　雄黄　朱砂　各用少许为末。水煎去滓,调雄黄、朱砂末冷服。

治瘟疫,头项强痛,发热恶寒,无汗等证,宜用:

升麻芍药汤：人病实而轻,方药表而浅。

升麻　干葛　芍药　黄芩　柴胡　甘草。

先用此汤取汗,汗不出,加紫苏叶,或加麻黄。汗后热不解,烦燥口渴,加石膏、知母、麦门冬。热甚或干呕,胸膈紧加黄连、枳壳。如头疼身痛加羌活、防风。

治瘟疫发热,烦燥口渴,舌干有汗等证,宜用:

黄连石膏汤：人病实而重,方药解而深。

黄连　石膏　知母　前胡　干葛　黄芩　甘草　麦门冬。

发斑加牡丹皮、生地。胸膈满闷加枳壳、桔梗。小便赤涩加猪苓、泽泻、栀子仁;大便坚燥加枳实、川大黄。热不退加人中黄。

治瘟疫发热,烦燥口干,大便实坚燥结,或秘、或肚腹硬痛等证,宜用:

大黄石膏汤：人病实而重,方药下而深。

石膏　大黄　黄连　枳壳　黄柏　黄芩　栀子　赤芍。

服此汤下后,则宜和解。如未下,热不退,腹中不和,加玄胡粉,再服以利为度。

治四时瘟疫,汗后、下后,余邪未尽除者。或初得之一二日,头痛项强,寒热轻微等证,宜用:

羌活消毒饮：人病轻而实,方药平而浅。

羌活　独活　前胡　柴胡　白茯　川芎　桔梗　枳壳　防风　甘草。

气虚加人参,血虚加当归。口渴加干葛、薄荷,或加天花粉。脾虚加白术。胸膈胀满加厚朴、陈皮。小便赤涩加猪苓、泽泻。

附录:治瘟疫二方,昔人所常用者。方现前。

九味羌活汤：治瘟疫初感一二日间,服之取汗而愈,其效如神。

黑奴丸：治瘟毒发斑，烦燥大渴，及时行热病六七日未得汗，脉洪大沉数，面赤目眩，身痛大热，狂言欲走，渴甚。又云：五六日已上不解，热在胸中，口禁不能言，为坏伤寒，医所不治，弃为死人。精魄已竭，心下尚温，斡开其口，灌药下咽则活。

大头天行病

大头病者，乃阳明邪热太甚，资实少阳相火而为之也。湿热为肿，太盛为痛，邪见于高岭之上，多在两耳前后先出，皆主其病也。治法不可用降药，亦不宜药速。降则入里，速则过其病。所谓上热未除，中寒复生，必伤人命。宜用解散缓药，徐徐少服。当视其肿势在何部，随经治之，斯为良法。阳明为邪首，大肿。少阳为邪出于耳前后。

三黄解毒汤：治大头天行疫病。人病实而重，方药解而深。

羌活　黄芩　黄连，俱酒炒　连翘　川大黄，酒蒸　生甘草节

徐徐呷之，随痛加减。痛止去大黄。如痛未退，加鼠粘子。再不退，煎熟去滓，入芒硝泡溶，饱后时时少饮，略取大便，邪气已则止。阳明渴加石膏，少阳渴加瓜蒌根。阳明行经，升麻、芍药、葛根、甘草；太阳行经，甘草、防风、荆芥。并与上药相合服之。

普济消毒饮子：治疫疠初觉，憎寒壮热，体壮，次传头面，肿盛，目不能开，上喘，咽喉不利，舌干口燥，俗云大头伤寒。人病实而重，方药解而深。

黄芩半两，酒制炒　人参三钱　陈皮去白二钱　黄连半两，酒制炒　甘草二钱　连翘去心一钱　玄参去芦二钱　白僵蚕七分，炒　升麻七分　柴胡去芦，五分　桔梗去芦，三分　板蓝根一钱　马勃一钱　鼠粘子一钱　右㕮咀，每服五钱，稍热服，徐徐呷之。

或加防风、川芎、薄荷、当归身。大便硬，加酒蒸川大黄。肿势甚，以砭针刺之。

蛤蟆瘟

蛤蟆瘟，属风热。○先用防风通圣散解。○次用小柴胡汤加防风、羌活、荆芥、薄荷、桔梗和之。○外用侧柏叶捣汁，调火煅蚯蚓粪敷之。○冬瘟咽喉肿痛，用甘桔汤频频呷之。○冬瘟头面肿，用蒌蕤散表解之。方俱现前。

人黄散：治四时疫疠、大头天行等病。

粪缸岸[1]，置风露中，年远者佳，水飞细研一两重。甘草 三钱　辰砂　雄黄，各一钱五分　右为末，每服三钱，煎薄荷桔梗汤送下，日三五服。

瘴气

瘴气者，山岚雾毒恶气，人感之而成病也。治宜燥湿。人病头痛项强，憎寒壮热，呕吐不食等证，宜用：

藿香平胃散：人病实而轻，方药表而浅。

苍术　厚朴　陈皮　生姜　甘草　紫苏　藿香　石菖蒲。

人往岭南，不服水土者，可常服此汤，兼辟一切邪恶之气，免生瘴疟。

暑瘟

暑瘟者，温暑之月天行瘟疫热病也。治宜清暑解毒。人病头疼身热、口渴等证，宜用：

羌活葛根汤：人病实而重，方药清而深。

黄芩酒炒　知母酒炒　干葛，各一钱　石膏　白芍酒炒　黄连酒炒　人参各一钱五分　升麻一钱　甘草七分　羌活三钱　生姜三片。

胸膈痞闷，痰涎壅塞，加枳实、半夏、生姜汁。脾胃不实，加白术。

瘟黄

瘟黄者，时气发热变为黄病也。治宜内泻湿热。人病周身发黄、发热，小便短涩，或出黄汗等证，宜用：

茵陈白术汤：人病虚而重，方药渗而深。

茵陈　栀子　白术　白茯　厚朴　木通　人参　黄连姜汁炒，各一钱　白芍酒炒　干葛，各一钱五分　生姜三片。

小便赤甚，加猪苓、泽泻、灯心。肌表热，加柴胡、黄芩。

---

1 粪缸岸："岸"指缸的边沿。古时取经粪尿浸渍的陶制粪缸内边沿，再经风露以去臭秽之气，水飞后用于解毒。此属古代"人中黄"类，故方名"人黄散"。

卷之五

暑

暑者，夏令酷热之气也，属阳，而其证亦阳。间或有阴，阴即中暑也。《经》曰："寒伤形，热伤气。"以其长夏人气浮于肌表，已为中虚，且热盛汗出，重虚其阳，故云伤气也。夫暑之伤人，先自口牙而入。而心主病，心不受邪，胞络受之。胞络本相火也，以火济火，而热益炽。故人病口渴身热，无汗干呕，烦燥头疼，热泻腹痛，间有发斑发狂等证，皆属阳也。即易老所谓"动而得之为中暍"，宜用阴剂以清解之。若正治而烦燥，身热不减，恐必发斑。乃热毒蕴于皮肤，毛窍闭塞，郁郁不得舒张，热气内伏，故增烦燥，非大发表热，何由而得越？即身患口渴，时值长夏，虽忌发汗，恐复亡[1]阳而走津液。不知邪气赖发散以疏通，而邪气受之，安能渗耗精液乎？即用升麻、麻黄、干葛、荆芥、赤芍之品无妨，惟不当用而误用，其为祸必不小矣。已上论伤暑。

至于元气素虚，腠理不密，易于感冒。暑邪之热客于皮肤，洒然大汗，浑身壮热，加之乘凉取冷过多，或过食生冷之物，寒邪乘虚复客入之，是暑先而寒后，暑轻而寒重。寒暑两感，其病根已植于此。复静久而动，或触暑邪而发，或触风寒而发，人病头重身疼，腰痛腹痛，呕吐口苦，身热自汗，不恶风寒。因暑而发。或恶风寒，因风寒而发。不欲饮食，形体拘急，或烦燥，或昏沉，似睡非睡等证，皆属阴也。即易老所谓"静而得之为中暑"，宜用阳剂以温散之。服后而诸证定，惟烦燥剧，乃热邪未去，宜稍易以清凉，如人参、麦门冬、淡竹叶之类，以清热而解烦。其无烦燥者，不必如此也。已上论中暑。

其盛夏时，又有感寒、感暑二证，视前二者为稍轻，实不可以无别。均一发热也，然热有进退，则为感暑；热无停息，则为感寒。暑宜清暑，寒宜散寒可也。若夫注夏，元气不足，头疼脚软，食少体热者，宜补益中气为主。以其阳浮于外，伏阴在内也。阴字兼虚义，非独谓阴。尤宜调节饮食，无妄出入。间以人参、麦门冬、五味子茹之三味名升脉散。以却疾，此治未病、不治已病之妙法也。爱身者，不可不知。

伤暑身热，口燥咽干，大渴引饮，无汗，一切中暍，属阳等证，宜用：

薷苓汤：人病实而轻，方药轻而浅。

1　亡：原作"忘"，据文义改。

香薷,姜汁炒　黄连　白茯　猪苓　泽泻　扁豆炒　淡竹叶。

干呕烦燥,加天花粉、麦门冬、青竹茹。头疼加石膏。渴盛不止,加麦门冬、石膏、寒水石。小便不利加滑石、甘草。呕吐去黄连,加生姜汁、藿香、陈皮。水泻加滑石、甘草。又不止加白术炒。发斑加石膏、知母,或加黄芩、生地。腹满泄泻,加厚朴、陈皮、苍术、白术;气虚加人参、或加至一二钱。麦门冬、五味子、白术,少用香薷。有痰加贝母、瓜蒌仁。胸膈膨胀,加厚朴、桔梗、枳壳。腹痛加厚朴、芍药。夹食加香附、神曲、麦芽、山楂。脾虚加白术。肌表热加黄芩、柴胡。内热加黄柏、知母。挟风咳嗽,加桔梗、杏仁,去淡竹叶。挟风证,有搐搦,加羌活、防风。有风痰,再加南星、竹沥、姜汁。汗大泄,无气以动,少用香薷,加人参、白术、黄耆。蜜炙。烦燥肢冷,小便已、洒然毛耸,前板齿燥,加人参、石膏、知母。去毛。烦燥微狂,加知母、黄芩、石膏。大热狂叫,奔走不能制伏者,先用真青布五六尺,折迭数重,新汲凉水一大盆浸之。稍滤干,搭于病人胸前并背心,须臾蒸热,再浸、再搭,良久狂定。次用玄明粉二钱,寒水石、黄连各一钱半,珍珠、辰砂各一钱,俱为末。后用鸡子清一枚,白蜂蜜一匙,同前末,药用新汲水调搅匀,服。此暑邪客于心经,服之而狂必愈。热邪伤肺,咳嗽发寒热,盗汗出不止,脉微者,乃火乘金也,宜独用秦艽、桑白皮、杏仁、茯苓、地骨皮、柴胡、川大黄酌用、葶苈等味治之。

中暑:头痛,身体拘急,肢节酸疼,肌肤大热,腰痛,呕吐昏沉,或有汗,或无汗,或恶寒,或不恶寒,一切中暑属阴等证,宜用:

参术汤:人病虚而重,方药补而深。

人参　白术　干姜　藿香　川芎　肉桂　白茯　陈皮。

头痛甚加细辛。身体痛加羌活、防风。虚寒甚,身痛厥逆,脉沉微欲绝,加附子。呕吐不止,加丁香、砂仁、姜汁。无汗加紫苏叶。自汗过多,身软,或汗出不止,加黄耆蜜炙、白芍酒炒,去藿香、陈皮。腹痛加木香。少腹痛,加盐炒吴茱萸。呕吐黑汁,不作腥秽,加丁香、砂仁香。此停食饮冷、食积而然,非血黑也。血症则必腥秽,或口苦,方宜从血治。脾胃不和,加木香、砂仁。烦燥加麦门冬、五味子、酸枣仁,去藿香、陈皮。昏沉加附子、黄耆蜜炙。血虚加当归。肾虚加肉苁蓉、山茱萸、破故纸。腰痛甚,加川续断、杜仲、破故纸。有痰加半夏。恶风加防风、黄耆蜜炙。小便不利,或赤涩,加赤茯苓、猪苓、泽泻、小茴香。大便欲去不去,加附子。大便燥涩,加当归、生地黄、桃仁。饮食不思,加丁香、砂仁。大便泄泻,加肉豆蔻、诃子。食早胸腹饱胀,加神曲、麦芽、香附。肌表热,加柴胡、黄芩。口苦、津不到咽,去藿香、陈皮、干姜,加麦门冬、五味子。干呕烦燥、面色戴阳,加附子,煎熟去滓,于冷水中浸冷服之。挟暑加香薷姜汁炒、白扁豆炒。肾虚、气上冲,加附子、沉香。气不和,或作饱闷,加木香、乌药、沉香、枳壳、桔梗。头沉重、虚大,加附子、沉香。饮冷过多,水停心下,加苍术、丁香、砂仁;或作胀满,再加厚朴。少许。泄利,清气下陷,加升麻。内热去干姜、藿香,加黄柏酒炒褐色、知母去毛酒炒、麦门冬。

注夏

注夏属阴虚。

中和汤:人平,方平。家居常服,免生疾病。

人参　黄耆,蜜炙　白术　黄柏,炒褐　麦门冬　当归　甘草,炙　陈皮　五味子　生姜　大枣。

益气汤:人平,方平。劳倦辛苦,用力过度者宜。

黄耆,蜜炙　人参　甘草　五味子　麦门冬　陈皮　白术　劳倦甚,加熟附。

补阴汤:人平,方平。劳心思虑,损伤精神者宜。

人参　当归,酒洗　五味子　酸枣仁　川芎　茯神　生地、酒洗　麦门冬　龙眼肉　白芍。

清和饮:人平,方平。途中常服,免生疾病。

香薷,姜汁炒　人参　白术　五味子　黄连　扁豆　白茯　白芍　麦门冬。

暑风

暑风者,夏月卒倒、不省人事是也。病有二因:因火、因痰。火者,君相二火;暑者,天地二火。内外合而炎烁,所以卒倒也。痰者,人身痰饮,因暑气内入,鼓激痰饮,塞碍心窍,故手足不知动蹑而卒倒也。二证人实者,皆可用吐,以其痰居膈上,吐去而病自除。吐后仍以化痰降火之剂调之。若虚而挟火、挟痰,则用半夏、白茯、陈皮、甘草、黄连、竹沥等味治之。

或有一时昏中者,切不可便与冷水,并卧湿地。当先以热汤灌,或童便灌,及用布蘸热汤熨脐并气海,徐徐令暖气透彻腹里,俟其苏省,然后随人气、体虚实用剂。实用前薷苓汤,虚用前参术汤。——随证,如法加减调理。

在旅途中卒然晕倒,急扶在阴凉处,掬道上热土于脐上,拨开作窍,令人尿于其中即苏。却即灌以人尿,或搅地浆,饮之半碗。或车轮土五钱,冷水调,澄清皆可。或用大蒜三两,细嚼,温汤送下。醒后仍照人气、体虚实用剂。

实用前薷苓汤,虚用前参术汤。

有远行负重,腹中绞痛,名绞肠沙。身冷脉沉,宜用干姜、白术、人参、乌药、生姜、炙甘草等味煎服。虚者加附子,轻者腹痛或呕吐,用胡椒七分、糯米十粒,同擂烂;再以甘草三分,煎汤调服。此方用胡椒以辛散,糯米以安脾胃,甘草以缓中。药味简而功效多。

霍 乱

霍乱者,足阳明胃土病也。因邪气、食积,二者交合,以至阴阳反戾,清浊相干,心腹卒痛,暴吐暴下。或憎寒壮热,或头痛眩运。邪在上焦,必先心痛则先吐;邪在下焦,必先腹痛则先利;邪在中焦,必心腹交痛,吐利并作,两足转筋,甚则遍体拘挛,舌卷囊缩,手足厥冷。是皆由浊气暴升,清气顿坠,胃汁骤亡,不能滋养宗筋,正一息不运而机缄穷,一毫不续而天壤判也。其证有冷有热,冷者面惨不光,口气冷,息微,不欲语言,肌肤寒,肢节清冷,汗时出,肚腹疼痛,口不渴而喜饮热,脉必沉迟,或微而欲绝是也。热者面色如故,口气热,息粗,烦燥闷乱,肌肤热,肢节温,肚腹绞痛,或自汗,或无汗、口干,渴而喜饮冷,脉必浮洪,或沉而伏是也。二证俱宜引清气上升,使浊气下降。先以止吐为主,吐定而后汤液可入。即随所见之证,审冷热而调理,慎不可遽与谷食。虽米汤一呷,下咽立死,必待吐泻止,过半日,饥甚,方可与稀粥。少食以渐而将息也。至于挥霍撩乱,欲吐不得吐、欲利不得利者,名干霍乱。法曰:既有其入,必有所出。今有其入而不得出者,否塞也。否塞者死。间用盐汤探吐,吐之升提其气,不必吐在出痰,此塞因塞用之法。切不可投以凉剂而速其毙,慎之慎之。

化气丸:治本病止吐妙剂。人病重,方药深。

木香　沉香　黄檀香　砂仁　槟榔　枳实,炒　人参　白术　真藿香　白茯　官桂　大粉草　陈皮,略去白　干姜煨　青皮　白豆蔻仁　桂花　肉豆蔻,去油极净　右俱如常法制取,精制净各一两,同为细末,好酒打神曲糊为丸如梧桐子大,每次酒半口,送下五六十丸。重则将丸擂烂,酒调半酒杯服,吐立止。方品虽多而力专。此丸不拘大人小儿俱宜。妊妇呕清水者尤宜。

香砂养胃汤:治霍乱冷证。人病虚而重,方药补而深。

人参　白术　干姜　白茯　丁香　砂仁　陈皮。

寒湿二气所干，加附子。气滞加青皮。溏泄不已，加附子。手足厥冷，加附子。胸痞满痛，加枳实、茯苓。冷汗出，及汗后，加官桂、附子，去陈皮。腹痛，手足拘挛、转筋下利，加附子、肉桂、木香、白芍。湿气加苍术、防风。头痛加川芎、白芷。吐苦不止，加良姜、沉香。食痞冷积，加草果仁、白豆蔻仁、香附、神曲、麦芽。正伤寒、霍乱，同此方加减。

薷苓清胃汤：治霍乱热证。人病实而轻，方药平而浅。

香薷，姜汁炒　黄连，姜汁炒　猪苓　白术　泽泻　藿香　厚朴，姜汁炒　赤苓　陈皮。

腹痛加芍药、青木香。烦燥加麦门冬、青竹茹、天花粉。口渴加木瓜、石膏、天花粉、寒水石。吐苦不止，加半夏、砂仁、姜汁。身大热，加柴胡、黄芩。水泄不止，加滑石、甘草。转筋加木瓜、扁豆、半夏、杏仁。食积，胸满腹胀，加青皮、香附、神曲、麦芽。气虚去厚朴，少用香薷，加人参。

芎术散郁汤：治干霍乱。人病郁而重，方药解而深。

苍术　川芎　陈皮　青皮　白茯苓　半夏　藿香　砂仁　香附　生姜汁　木香，热[1]。

苏合香丸：治干霍乱。人病重，方药深。

用枳壳一分，木瓜半分　煎汤调服。

补血清热汤：治吐泻止后，转筋如故。血虚、血热。

川芎　当归　苍术　红花少许　生地　赤芍　黄芩酒炒　木瓜。

治霍乱已死，而胸中尚有暖气者，灸之立苏。其法以盐填满脐孔，灸之，不计壮数。

辩呕吐哕

呕、吐、哕，皆属阳明胃，胃者总司也。析而言之，呕属阳明本经，多气多血，故呕有声有物，气血俱病。火呕，酸味刺心，而脉细数。虚呕，味不刺心而脉迟微。○吐属太阳本经，多血少气，故吐有物无声。血病上焦吐，食已即吐，口渴粪燥，气急膈满，病在贲门。中焦吐，食积气滞，胸满腹胀。或先痛后吐，或先吐后痛，病在幽门。下焦吐，便秘溺清，小腹急痛。朝食暮吐，暮食朝吐，病在阑门。咽喉窒塞，饮食入口，旋即吐出，病在吸门。食积吐，噫酸气秽；寒积吐，清浊混出，不作腥臭。吐汁久澄，清浮浊底。血积吐，汁出色黑，口苦气

1　热：原作"刺"，据文义及"刺"在本书用法，当为"热"之音误。此为汤剂，其后或脱"服"字。

腥，吐汁久澄，浮清底血。热吐，口燥喜冷；寒吐，味淡喜热。暑吐，烦渴饮水。胃虚吐，不欲饮食，闻谷气即呕。脾湿吐，时时恶心，口吐清水。○哕属少阳本经，多气少血，故有声无物。气病寒哕，口淡肢冷；热哕，口渴心烦。

痢

痢者，积滞而自下也。肠腑宿垢，因风寒暑湿之气触而即发也。间有不正之气，互相传染而生者，亦曰天行病。其病初得一二日，皆宜荡涤邪秽，消溶渣滓，以通利为先。次辨冷热虚实，以调理而扶脾助胃为上策也。其通利之法有二：积滞胜，宜用丸。丸者，缓也，缓以消之，除其积也。邪毒胜，宜用汤。汤者，盪也，盪而荡之，去其毒也。当用丸而用汤，毒去而积不除；当用汤而用丸，积除而毒不行。治失其宜，故病皆难愈也。其证之冷热，不在论粪色之赤白。有赤者亦冷而白者亦热，惟在审粪水之淡薄、稠浓，与手足之温凉。盖四肢为诸阳之本，阳虚则身虽温，手足必冷，脐下必寒，口不渴。利久或渴，不喜饮食，安静自卧，小便自利，或肠鸣，或腹痛，粪水淡薄，或数至圊而不去，或血水，或黑血，脉必沉迟细小者，阴也。热以胜寒，阳平阴也。阳盛则身大热，手足温暖，脐下必热，干呕，口渴引饮，或腹痛，或后重，小便赤涩，烦燥闷乱，粪水稠粘，或谷道大热，或脓血，或血紫，脉必浮洪实数者，阳也。寒以胜热，阴和阳也。法曰：证与脉合者生，相反者死。今痢为有余之证，脉宜洪大数实，乃为脉证相符而可治。今又有不治者何？盖痢症虽属有余，而下利则伤气伤血，实为有余中不足，故脉沉小流连者生，洪大数、身热者死；细小安静者生，浮大而紧者死。阴症见阳脉者生，阳症见阴脉者死。身热脉大者，半生半死。粪以取起如丝、不断者生，断续不接、如水泡者死。或下纯血者，或如尘腐色者，或如屋漏水者，或大孔开如竹筒者，或唇如朱红者，俱死。或如鱼脑髓者，此半生半死也。至于禁口痢，先哲谓"胃虽虚，亦热气闭塞心胸间所致"，而用黄连、人参煎汤，终日呷之。又用田螺，捣盦脐中，引下其热。继以人参、白茯、石莲子肉，入些少石菖蒲为末与服之，使胸次一开，自然思食。如斯治法，难一概取效。吾思痢疾胃虚而热者，百有一二；胃虚而寒者，十有八九。胃阳主气，胃虚挟热，两火相煽，必消谷善饥而能食，安有胃为热壅而不食乎？惟胃阳将绝，脾阴已惫，乃不能纳受水谷也。病或出于虚热者，犹为可生；病多出于虚寒者，实为难治。即用燥胃醒脾、辛热峻剂，亦不免于死，况以参、连之弱卒而欲取胜于虎视之渠魁乎？若夫受病既久，气血俱伤，脾胃气陷，经年不愈，名曰休息痢。正宜急则治标，先涩止之；后随证调理，健脾胃，补气血，而缓治其本也。痢后手足疼痛，名鹤膝风。热毒未尽，治宜解毒。疟后变成痢疾，脾胃虚弱，治宜补虚。二证不可以痢疾正法治之也。

化滞丸：治痢疾冷积通剂。人病实而重，方药峻而深。

南木香　丁香　青皮　陈皮去白，各二钱半　黄连　三棱，慢灰火煨　莪术，慢灰火煨，各四钱八分　半夏，汤泡去皮脐，以白净者为末，生姜汁和拌，晒干，二钱五分净，一云用三钱。已上药俱晒干为末。巴豆去壳用肉，滚汤泡，逐一剥开，去心膜并嫩皮，入瓦罐子内，用好醋浸一时后，慢火熬至醋干，秤六钱研细极烂，方将前细药末和匀，再研匀，后入乌梅膏。巴豆若干，只用四钱五分。乌梅去核取肉厚者，细切焙干为细末五钱，用好米醋调，略清，慢火熬成膏。入前药末再研。右用，通和匀，将白面八钱，重水调得所，慢火煮糊为丸如粟米大，每服五七丸。人盛者十丸，五更时空心。小儿三丸，用橘皮汤下。

常服磨滞，不欲通泻，津液咽下。有所积物，取本汁冷下。停食饱闷，枳壳汤下。因食吐不止，津液咽下。食积泻不休，及霍乱呕吐，俱用冷水下。赤痢甘草汤下。汤用冷服。白痢、冷痢，干姜汤下。

遇仙丹：治痢疾热积通剂。人病实而重，方药峻而深。

黑牵牛拣净八两，一半取生头末二两净；一半炒，取熟头末二两净，共四两　三棱去毛五钱，净醋煮　莪术　茵陈　槟榔，各五钱，净，俱生用　猪牙皂角五钱煮水　川大黄煨熟二两　青木香五钱　芒硝筛净二两　右为细末，用皂角汁、面糊为丸如梧桐子大，每服三钱，实者加一钱，虚者减一钱。小儿止服一钱五分。

鸡鸣时，冷茶送下，仰卧勿动，动则不利。利多，以稀淡粥补之立止。

加味承气汤：治痢疾邪毒在里通剂。人病实，方药峻。

黄连　川大黄　厚朴　木香剌[1]少许　枳实　皂角刺　芒硝。

大黄一物汤：治痢疾邪毒在里通剂。人病虚，方药平。

川大黄一两切片，用好酒浸半日，便用原酒煎作二服，顿饮。

---

1 木香剌：本书用木香八十一处，与"剌"连用者九处。其中"水磨木香剌服"五处，另有"加木香剌服""加木香磨剌"等。本书一般改"剌"为"热"。但此处仅云"木香剌"，不知是"水磨热服"之简略还是另有深义，存疑。

二苓汤：治痢疾通后、诸证属阴者宜。病虚寒，方温补。

白茯苓　猪苓　泽泻　南木香　白术　炙甘草。

胃弱气虚，加人参、陈皮、陈仓米。呕吐加砂仁、丁香。腹痛甚，加干姜。厥逆加人参、附子、干姜。大便欲去不去，虚坐空努，加附子、人参。便血或清或黑，腹痛肢冷，口不渴，加人参，加干姜炒、白芍酒炒、当归。初下后，后重不除，加槟榔、枳壳。余毒未尽腹痛，加黄连。用吴茱萸浸水拌炒。肌表热，加柴胡；若指头冷勿加，加人参、干姜。气痛加乳香、没药、五灵脂。利久口渴，去猪苓、泽泻、白茯，加人参、麦门冬、五味子。虚甚，津不到咽，再加附子。久痢不止，去猪苓、泽泻，加人参、黄耆、附子、肉豆蔻。脾胃不和，食入无多，加陈皮、人参、砂仁、丁香。小腹痛甚，加吴茱萸。用黄连浸水拌炒。余积未尽，加香附、神曲、山楂、麦芽。赤白相兼，加当归、川芎、人参、干姜。赤黑相兼，加苍术、薏苡仁。小便短少，再加木通。自汗加人参、黄耆蜜炙，去猪苓、泽泻、南木香。身软如绵，去猪苓、泽泻，加人参、黄耆、附子。利久身痛，加人参、附子、羌活，去猪苓、泽泻。血虚去猪苓、泽泻，加川芎、当归。去血过多、腹空痛，再加阿胶、干姜、砂仁。

芩连汤：治痢疾通后、诸证属阳者宜。病属热，方清解。

黄芩炒　黄连炒　白芍炒　青木香　猪苓　泽泻。

初下后，后重不除，加枳壳、槟榔。毒热未尽，再加大黄、苦参。积滞未去，再加神曲、麦芽、青皮。肌表热，加柴胡。口渴加石膏、寒水石、天花粉。小便赤涩，加滑石、甘草。胸膈饱胀，加青皮、厚朴、枳壳。便血，或浊或紫，腹痛肢热，加赤芍、艾梗、侧柏叶、当归尾。腹痛甚，下坠异常，加桃仁泥、红花、当归尾、枳壳、槟榔以行之。赤黑相兼，小便赤涩，加赤茯苓、木通、山栀子炒。久利不止，加白术、白茯、人参、升麻，去猪苓、泽泻。饮食无味，加陈皮、半夏。干呕加天花粉、青皮。烦燥加麦门冬、石膏、淡竹皮、灯心。气不和，加陈皮、南木香、乌药。血痢不止，加地榆、侧柏叶、乌梅。大孔热痛，加黄柏、槟榔，外用芩、连、柏枝、薄荷、荆芥，煎汤洗之。食积腹痛，加厚朴、山楂、神曲、枳实。呕吐不食，加人参、石膏、枳壳、槟榔、陈皮、栀子炒、生姜汁。赤白相杂，加滑石、陈皮、苍术、白术。胃弱血虚，减芩、连，加人参、白术、陈皮、陈仓米、当归、川芎。血热，便色红紫，肌肤壮热，小腹热，口渴烦燥，加滑石、甘草、苦参、黄柏、龙胆草。白痢腹痛，加南木香、枳壳。气痛加乌药、枳壳。血气不和，肚腹刺痛，加玄胡索、五灵脂、南木香。

四制大黄丸：治痢疾初得一二日，无论阴阳二证，但积轻、毒浅者俱宜。人病实而轻，方药解而浅。

川大黄一斤净，分作四分　一分童便浸蒸　一分好醋浸蒸　一分好酒浸蒸　一分吴茱萸泡水浸蒸　右俱九蒸九晒为末，醋打面糊为丸，如梧桐子大，每服三钱或四钱。

白痢用甘草一钱、黄连五分，煎汤下。寒证腹痛，用甘草五分、干姜炒一钱，煎汤冷下。赤痢用黄连一钱、甘草五分煎汤下。热证腹痛用枳壳、栀子炒各一钱煎汤下。

四制香连丸：治痢疾初得一二日，无论阴阳二证[1]，但积轻、毒浅者俱宜。及阴阳二证通利后，积毒已尽，用此和解，清其余垢亦宜。人病实而轻，方药平而浅。

黄连去须净，八两分作四分：一分用萝卜子煎汤拌炒　一分用枳壳煎汤拌炒　一分用白芍煎汤拌炒　一分用吴茱萸泡汤拌炒，四味各二两，用汤不用四味。陈皮二两　细茶　家莲肉各四两，南木香二两　右为末，山药打糊为丸，每服六七十丸。

白汤下。汤引随赤白二证酌用。

苏合香丸：治禁口痢。人病虚而重，方药峻而深。

阴证痢，患禁口者，宜用附子、人参煎汤调下，待进食，调以养胃汤。

阳证痢，患禁口者，宜用人参、黄连煎汤调下，待进食，调以清胃汤。

养胃汤：治阴证禁口痢。人病虚而重，方药补而深。

人参　白术　熟附　肉桂　木香　诃子　陈皮　肉豆蔻。

清胃饮：治阳证禁口痢。人病虚而轻，方药清而浅。

人参　黄连，用吴茱萸拌炒　石莲子　川芎　枳壳　石菖蒲。

粟壳汤：治阴阳二证休息痢。人病虚而重，方药涩而深。

粟壳去筋五钱　川芎三钱　陈皮三钱　南木香三钱。

阴证羸弱甚，加人参、熟附子、白术。阳证便脓血，加金毛狗脊[2]。

苦参汤：治痢后热毒不解，两足疼痛，膝膑肿大，红赤壮热，名鹤膝风。人病实而重，方药清而深。

苦参　黄芩　黄柏　黄连，俱用酒炒　威灵仙　独活　羌活　归尾　金银花　生地　山茵陈　川山甲　皂角刺。

1　证：原作"登"，据本条文义改。
2　脊：原作"骨"，据该药正名改。

防己汤：治痢后寒湿不谨，两足痛痹，膝膑肿大，不红不热，亦名鹤膝风。人病虚而重，方药补而深。

人参　白术　防风　汉防己　羌活　独活　萆薢　附子　当归　熟地黄　杜仲　川芎　肉桂　威灵仙。

参术汤：治疟后痢。人病虚而重，方药补而深。

人参　白术　黄连，吴茱萸拌炒　当归　陈皮　砂仁　南木香　白芍，酒炒。

虚甚加附子，中寒加干姜。

附录：古今治痢应验诸方

清六丸：治血痢。

六一散一料　加红曲五钱，汤浸蒸饼为丸服。

温六丸：治冷痢。

六一散一料　加干姜或生姜汁亦可，蒸饼为丸服。

茜根丸：治毒痢及蛊注下血如鸡肝，心烦腹痛。

茜根　升麻　犀角　地榆　枳壳　黄连　当归　白芍　各等分为末，醋煮米糊为丸。

人乳饮：治气痢。

用人乳半升、荜菝三钱，同煎减半，空腹顿服。

辛梅丸：治禁口痢。

细辛为末，以白盐梅肉擂烂为丸，安在舌上，噙片时，立食。

鹿角散：治禁口痢。

鹿角二两，烧存性为末，大人三钱，小儿一钱五分，空心酒调服。

泄　泻

大肠为传送之官，脾胃为水谷之海。胃强脾健，肠腑气固，何泄泻之有？惟因脾胃虚弱，或饮食过度，或风寒暑湿热之气所干，或肾气虚弱，或气陷下脱而泄泻之病生焉。故泻有飧泄、澼泄、洞泄、濡泄、溢泄、水谷注下等证，皆当审寒热虚实以调理。

大抵泻利，小便清白不涩，腹痛身冷，面色或白或青，吐利不作腥秽，水液澄澈清冷，口不渴，大便完谷不化，或食已便下。脉必沉细而微，或沉细而紧者,阴也,当以阳法治之者也。小便短少赤涩,粪出谷道,直如箭,热如汤。谷肉消化,便色或黄或赤、或紫黑、或暴注下迫,口渴身热,面色如常,或红赤,脉必弦数而实,或浮洪而紧者,阳也,宜以阴法治之者也。寒泄而谷肉必不消化,或火性急速,传化失常,完谷不化,而为飧泄者有。寒热二证,冰炭相反。治之者,差毫厘,谬千里,请细辨之。

伤于风,身热头痛,腹不痛而雷鸣,洞下作声,粪色多白,或带血,或不带血,脉浮缓者,宜用:

芎防汤:

防风　川芎　肉桂　白术　白茯　白芍　粟米。

气虚加人参,肌表热加柴胡,带血加干姜炒。

伤于寒,腹内攻刺作痛,洞下清水,或青或黑,脉沉迟者,宜用:

姜术汤:

干姜炒　白术　白茯　南木香　炙甘草　人参　肉桂。

厥逆加附子,呕吐加丁香、砂仁,少用甘草。

伤于暑,身热烦渴,便下如瓶中声,粪色赤黄,脉浮大而虚,或迟而微者,宜用:

参薷汤:

人参　黄连炒　香薷炒　扁豆炒　白术　白茯苓　甘草炙。

小便不利,加猪苓、泽泻、滑石。身热加黄芩炒、口渴加木瓜、乌梅。

伤于湿,腰脚冷痹,小便自利或渴,粪色黄黑或白,脉沉而缓,或濡而弱者,宜用:

苍术汤:

苍术　防风　白术　薏苡仁　陈皮　厚朴　木瓜　赤茯苓。

湿重者,足肿囊光,身冷,口多清水,加人参、附子、干姜、肉桂、汉防己。

热泻,身热,口渴,腹内作痛,痛一阵而泄一阵,肠鸣,脉洪数而紧者,宜用:

黄芩汤:

白芍酒炒　木通　栀子炒　黄芩酒炒　滑石　甘草稍。

火盛者,加大黄微下之,通因通用。嗣后以猪苓、泽泻、赤茯苓、白术、滑石、白芍、甘草、黄芩炒、栀子炒等味调之。

伤于食,身热头疼,噫气作酸,腹硬胀满,粪来逼迫,作声下坠,臭甚如抱坏鸡子秽气,脉来沉实者,宜用:

神曲汤:

神曲炒　山楂　连翘　陈皮　半夏　白茯　麦芽　萝卜子。

肉积加草果仁。伤酒加黄连、葛花、砂仁。伤面加砂仁、陈皮。凡气虚加人参、白术。积甚则当通因通用,以化滞丸微利之。方见前。

脾肾气虚,每日凌晨洞泄一二度,日中辄止,正名晨泄。二脉沉迟细微,或大而虚者,宜用:

故纸汤:

人参　白术　破故纸炒　熟附子　红豆　南木香　肉豆蔻面裹煨,纸包捣去油,极净。

气虚甚加黄耆蜜炙,中寒加干姜。

肾气虚,清气下陷,洞下不禁,米谷不化,腹内时或雷鸣,正名洞泄。面色青减,肾脉沉微,或浮虚而濡者,宜用:

川椒汤:

人参　黄耆　白术　川花椒　熟附　破故纸　益智仁　山茱萸。

脏寒甚,加干姜。阴虚甚,加肉苁蓉。少用。虚脱极加诃子、粟壳。

脾气虚败,不爱饮食,食毕即肠鸣腹胀满,尽下所食之物,方觉宽快,不食则无事,经年不愈,正名脾泻。脾脉必浮虚而濡,或弦微而迟者,宜用:

参附汤:

熟附　人参　白术　木香,湿纸包煨　砂仁　干姜　陈皮　炙甘草　白豆蔻仁。

泻若不止,加诃子、肉豆蔻。面裹煨,纸包捣去油,极净。脾气下陷,加升麻少许。

痰滞气陷,清气不得上升,下利拘急,粪色或白如鱼脑髓,脉沉而滑,属寒痰;粪色或黄如牛胶,脉弦而数,属热痰,宜用。

夏术汤:治寒痰。

半夏　苍术　陈皮　白茯　神曲　升麻　甘草　干姜。

芩连汤:治热痰。

黄芩　黄连　神曲　青黛　南星　连翘　升麻　天花粉。

顽痰加海藻、昆布。痰火加青竹茹、山栀子炒。郁痰加香附、抚芎。

附录:古今应验治泄泻诸方

参苓白术散:治脾胃虚弱,饮食不进,或呕吐泻利,及大病后补助脾胃至妙。小儿泄泻亦妙。

人参　白术　薏苡仁　甘草　淮山药　砂仁　桔梗　家莲肉　白茯　白扁豆　右为末。

肉香丸：治脾泻。

青木香　肉豆蔻，面裹纸包，捣去油，极净　右各等分，枣肉为丸，米饮下。

椒艾丸：治脏腑虚寒，泄利不止。

真川椒炒　熟艾，各一两半　干姜　赤石脂煅　黑附子炮去皮脐，各一两　乌梅肉二两半　右除乌梅肉外，余同为末，蒸乌梅肉研匀，更入胶枣肉少许，和丸，米饮下。

保和丸：治食积泄泻。

山楂肉五两　神曲炒四两　半夏　茯苓，各二两　陈皮　连翘　萝菔子，蒸，各一两　粥丸。

育生糕：治脾肾两虚滑泻。

真糯米一升，水浸一宿，滤干，慢火炒令极熟，又黑豆半升，慢火炒令极熟，二味同磨，细筛过如飞面，再将怀庆山药二两碾末，入前米豆末内，和匀，每日早用半钟，再入砂糖二茶匙、川椒末少许，用极滚汤调食。其味甚佳，且不厌人，大有资补。久服之，非惟止泻，即精寒者亦暖而能孕矣，故名育生糕。

辩诸证腹痛

腹痛之证，当先分大、小、少部位，次论风寒食积诸邪。大腹痛者，痛在心腹间，其部属太阴。小腹痛者，痛在脐腹间，部属少阴。少腹痛者，痛在脐以下，其部属厥阴。次随所部痛之轻重，以察虚实。

诸邪风热痛，满腹盘旋空痛，暖药无效。热痛，便燥溺赤，饮食喜冷。积痛，诸积成块，块起作痛。冷积痛，面色憔悴。气积痛，气缓容忧，走历无定。食积痛，噫气吞酸。虫积痛，五更心嘈，饥作、饱止。实痛，手不可近。虚痛，重摩则停。跌扑腹痛，痛有定处，止而不行。四时腹痛，夏则身热脉洪，冬则身寒脉沉，冬春腹痛，宜从寒治。妇人月水将行，先时腹痛，及行后腹痛，多属血虚。小儿身热足冷、耳冷尻骨冷，及眼涩而腹痛，多属天疮。部定证明，而加以引经之剂，病无有不愈者，宜细察之。

卷 之 六

湿

夫脾，阴也，属土。具坤静之德，而有干健之运。运化精微，充溢五脏六腑四肢百骸，以供给日用动作云为。然脾喜中和，畏伤、恶湿、嫌燥，燥则乏生化之源，湿则失健运之能，而湿与土，其性相宜而恒相伤。六气之中，湿热为病，十常八九。《经》曰："诸湿肿满，皆属脾土。"又曰："地之湿气感，则害人皮肉筋脉。"《原病式》曰："诸痉强直，积饮痞膈中满，皆属于湿。"夫湿也者，天地阴阳蒸润之气也。人居戴履，受湿最多，而湿之入，人行住坐卧，实沾染于冥冥之中、或汗出衣里，冷则浸渍，亦湿也，岂必水流湿而后谓之湿乎？湿属阴，而其证有风湿、有寒湿、有湿热、有湿气。若寒湿固阴，而风湿、湿热、湿气，亦有阴有阳，不可不分别而处治也。然湿多主乎阴，而燥湿之剂，多主乎热，阳胜阴也。间用阴剂治之者，病生于湿热，亦正治法也。其证头重、身重、项强，身腰直硬，背胯[1]酸疼，倦怠嗜卧。或肚腹胀满，或腹皮疼胀，甚则痞满水肿；或周身浮肿，或身不肿而身似板夹；或半身不遂，或脚如沙坠，行步不顺；或手足痿缓，或周身发黄、目黄、面黄、身出黄汗；或溏泄、或小便自利、或不利；或身不热，或微热，或大热等证，俱各各自有阴阳，恐难以逐一详举。然姑语其大略。

湿属于热者，肌肤必热，四肢必温，小便赤涩短少，大便如常，口中和者，阳也。湿属于寒者，身体必凉，四肢必清，小便清白自利，大便鸭溏，口吐清水者，阴也。脉来沉而迟、濡而弱、数而短，寸强而尺弱，是脉属阴而证必阴也。脉来洪而滑，弦而长，浮而紧，细而缓，尺强而寸弱，是脉属阳而证必阳也。有诸中必形于外，未有脉阴而证阳、脉阳而证阴者也。借曰有之，是脉证相反而难治矣。

治湿之法，在外者宜表散，在内者宜淡渗。上湿燥之，下湿升之。阳病阳脉，宜用清凉，以退热而渗湿。阴病阴脉，宜用辛热，以扶脾而燥湿。若湿气，则用阳法。以燥湿而散寒补气为主。若风湿，亦用阳法，以驱湿而疏风散邪为先。又有风湿之证，不可用阳法议汗、议下者，如春夏之交，时令阴雨过多，人病似伤寒证，其人汗自出，肢体重痛，难以转侧，小便不利，亦名风湿。特

---

1 胯：原作"跨"，据文义改。下同径改。

宜用猪苓、泽泻、茯苓等味,通利小水,湿去而病自除。切忌转泻发汗,误用伤人,慎之慎之。此治湿之大法。其中随证加减,斡旋运用之妙,存乎其人,非颖楮[1]所能悉也。

感于寒,为寒湿,身重腹满,小便不利,如坐水中,关脉沉而濡,宜用:

燥湿汤:

苍术　白术　干姜泡　防风　陈皮　厚朴　赤茯苓　羌活。

虚寒加附子、汉防己酒洗,或从汗散,加附子、细辛、麻黄。

感于风,为风湿,头项强痛,身腰屈硬,麻痹不仁,寸脉浮而尺又缓,宜用:

胜湿汤:

羌活　防风　独活　桂枝　甘草　苍术　川芎　藁本　麻黄。

肌表热加柴胡、黄芩。酒炒。

动于火,为湿热,腰背胯疼,身重倦怠,身如板夹,脚似沙坠,表里温热,尺脉强而寸弱,宜用:

清湿汤:

羌活　独活　防风　泽泻　薏苡仁　防己　赤芍　黄柏　黄芩　甘草。

小便赤涩,或秘,加栀子仁炒、茵陈、商陆、海金沙、滑石、木通。不愈,亦从汗散,火郁则发之也,加麻黄、荆芥,去泽泻,进取微汗。

逆于气,为湿气。因脾肾气虚,涉水卧湿,冷汗成痹,溃入经络,风湿偏枯腰膝疼痛,脚重、行步不顺,尺脉濡而弱,宜用:

温湿汤:

羌活　独活　人参　川芎　防己　杜仲　肉桂　苍术　当归　熟地,酒洗　川续断。

虚羸痼冷,加附子、白术、干姜。湿胜加防风、细辛、白芷。寒胜加荜澄茄、吴茱萸、川花椒。脚气二方见风论、肾风。

浮肿

水肿之证。因脾虚不能行浊气,气聚则为水。水渍妄行,当实脾土,使脾健运行,自能升降。运动其枢机,则水自行,切不可妄下而虚其虚。若温补

1　颖楮:多作"楮颖",指纸与笔,亦即文字表述。

后脾气实，间用利水之品、兼行熏洗之法则可。倘脾气未复，亦勿轻用，慎之慎之。

白术汤：先服补中而燥湿。多服数十帖。

白术　半夏　陈皮　苍术　红豆　草果仁　干姜　木香　茯苓　人参　羌活

脾困气弱，加附子。呕吐清水加砂仁、丁香。

猪苓汤：次服开导，以决水邪。间服二三剂。

白术　苍术　紫苏梗　木瓜　小茴香　木通　猪苓　海金沙　滑石　葶苈子。

小便不通快，加茜根、牛膝、灯心。脚重加防己。

麻黄荆芥苍术紫苏汤：

麻黄　荆芥　苍术　紫苏叶　萝卜藁[1]　等味煎汤，先服补剂方，及水熏洗，洗后仍服补剂。

熏洗时切忌风、忌水冷，密室中浴，浴盆四围上面俱以衣被盖覆，勿令透气露风。

发黄

发黄之证，因湿热郁积于脾胃之中，久而不移，故真脏色现于面目与肌肤也。其证有冷有热，不可以水肿虚寒湿之证一例律之也。热者小便短少赤涩，身热口渴烦燥，宜清之渗之；冷者小便自利，清白，身不热或身沉重，口不渴而安静，宜温之散之。湿胜色晦，热胜色明，皆不可以不别也。

疏黄饮：治发黄冷证。

白术　人参　干姜　茵陈　甘草。

泻黄汤：治发黄热证。

茵陈　山栀　泽泻　黄连　猪苓。

附录：治诸肿水疽应验捷方

后数方人盛实者可用，故录之。

木香散：治蛊胆。

1　萝卜藁："藁"（槁），此处或指萝卜茎叶。另《普济方》用"出子萝卜"治通身肿。此萝卜类似萝卜藁。

鸡溏屎炒过一钱　土狗炒,干一钱　木香末三分　右俱为末听用。再用萝卜子　白芥子　紫苏子　葶苈子　香附子　车前子　大腹皮　青皮　甘草　茯苓,各一钱,煎水调前末服。服二次即愈。

蟾酥散:治蛊气癖气浮肿。

蟾一个,入阿魏一钱五分,硇砂三分,放在蟾肚内,以绵缝口,入瓦罐内,泥封固,火养一日,取出为末,每服五分,烧酒送下。或用前方萝卜子等味煎汤下。

荷树[1]膏:治浮肿。

荷树皮去外粗皮,去骨,不拘多少,用大锅煎水,去滓取汁,熬成膏听用。再用黑牵牛,取生头末四两,威灵仙去梗半斤,土小茴香[2]四两,要自种者好,共为末,以荷树膏为丸,每服一二钱。若气虚者,不用黑牵牛,以汉防己代之。

荆蕾汤:治水疸。

荆柴根五钱　生姜二钱　香薷三钱,生姜汁炒　苍术二钱,米泔水浸　车前子二钱炒　山茵陈三钱　右散,分作二服,用酒煎,连进四服即愈。愈后用大栗子同晚米煮粥补之。大栗[3]子是人家拌茶果子,不用牛蒡子。

---

1 荷树:古本草未见有此树。清•吴其浚《植物名实图考》卷三十七有同音之"何树",云"江西多有之,材中栋梁。《本草拾遗》有柯树,或即此。"唐《本草拾遗》载柯树治"大腹水肿"。江西"何树"即壳斗科植物槲树 *Quercus dentata*,不明是否可治水肿。今《福建药物志》载壳斗科植物柯树 *Lithocarpus glaber* 能治腹水,但不明是否即此荷树。待考。

2 土小茴香:《本草纲目》称产宁夏之伞形科植物茴香 *Foeniculum vulgare* 为"大茴香",他处产较小者为"小茴香"。明末李中立《本草原始》则称其同科植物莳萝 *Anethum graveolens* 为"土茴香"。此"土小茴香"既云"自种",则应为以上两种植物的果实。

3 栗:原作"粟",方中作"栗",又云"拌茶果子",则不是谷物"粟",故改。

卷 之 七

燥

燥者，涩滞枯涸、干劲皱揭者也。人身之中，惟是气血。血气调和，则四肢百骸、五脏九窍，各自通畅润泽，而何有燥？燥则与润泽相反也。人因七情内伤，喜伤心，心气逸而不生血；怒伤肝，肝气郁而不纳血；思伤脾，脾气倦而不统血；忧伤肺，肺气消而金水不生；恐伤肾，肾气陷而水火不交。既以竭生化充长之源，兼之诸气怫郁，气郁生火，火炎血沸，五脏无所滋润，百骸无所灌溉，而燥病生焉。

人病干咳，皮毛焦枯，肌肤搔痒者，肺燥也。中消引饮，肌肉皱揭者，脾胃燥也。烦闷懊憹，坐卧不宁者，心燥也。筋脉强劲，瘛疭惕者，肝燥也。烦满秘结者，大小肠燥也。腿膝枯细，骨节酸疼，下消者，肾燥也。燥各有因，病各有异，由所伤之微甚不等也。诸证燥脉，或紧而涩，或数而短，或芤而虚，皆阴脉也。乃阴虚之阴，非阴寒之阴也。

病得之于内者，则宜调适郁气，滋生阴血，润燥散热，如当归、地黄、麦门、天门，滋之、润之可也。若恣饮峻酿，过食煎煿，或预防养生，误服金石之剂；或患大病后，曾服克伐之药，皆能偏助胃火、相火，而损真阴、正火，燃而水干。或痰溢胸膈，或干呕吐衄，或引饮无度，或便秘粪黑，或皮肤折裂、血出大痛，是皆火炎于内，燔炙于外，视之七情所生之证为稍轻矣。诸症燥脉，或浮而洪，或弦而紧，或数而长，皆阳脉也。阴非不足，而阳甚盛，使阴燥也。病从外得者，则宜荡涤肠胃，疏通热毒，开结软坚，如大黄、桃仁、红花、玄明粉、枳实之类，清之行之可也。至于临病因用汗、下，重亡津液；与夫年高之人，将息失宜，血液枯涸，燥结无时者，皆宜从七情内伤滋养法治也。知燥病之阴阳，则知治燥病之药品矣。

生血润燥饮：治阴虚燥证。人病虚而重，方药补而深。

川当归　生地黄　熟地黄　鹿角胶　天门冬　麦门冬　五味子　煎熟调蜜、牛乳服。

肺燥甚，加黄芩、栀子、青蒿。肝燥甚，加赤芍、草龙胆、栝蒌根　前胡。脾燥甚，加白芍、知母。胃燥甚，加栀子仁、天花粉、石膏。心燥甚，加黄连、酸枣仁。小肠燥甚，加滑石、木通、赤茯苓。大肠燥甚，加黄连酒蒸、郁李仁、火麻仁、桃仁泥。肾燥甚，加知母、黄柏。三焦燥甚，加石膏、黄芩、淡竹叶。

凉血润燥汤：治阳盛燥证。人病实而重，方药解而深。

生地黄　赤芍　红花　麻仁　黄连　川大黄　归稍[1]　黄柏　桃仁　黄芩。

痰甚眩运,加玄明粉、天花粉。鼻衄去麻仁、桃仁,加白茅花、山栀子。吐血去桃仁、麻仁,加犀角。口干引饮,去桃仁、麻仁,加寒水石、石膏、麦门冬、天花粉。大便久闭,加芒硝、蜂蜜。干呕,或胃脘当心而痛,加栀子、郁金。小便赤涩,加木通、滑石、甘草、海金砂、猪苓、泽泻,去桃仁、麻仁。皮肤折裂,血出大痛,去麻仁,加天花粉、麦门冬、知母、五味子。气虚者,再加人参;血虚者,仍再加熟地黄,换当归身。

辨三消

上消属心,心火散漫,烦燥舌赤,渴欲饮水,小便数以少。中消属胃,伏阳蒸胃,消谷善饥,不生肌肉,渴欲饮冷,小便数而泔。下消属肾,伏热于下,精走髓空,水饮不多,旋即溺下,小便多而浊。诸消俱禁用半夏,惟有天花粉治消渴必用之药也。

---

1 稍:同"梢",即根的末梢(细根),亦即"归尾"。

卷 之 八

火

天有六气而寒居一，人禀五行而火居二。以此言之，则火之为病最多，而治火之法当详。六气之火，犹为易制；而君相之火，实为难伏，何者？六气之火，火从外得之也；二火为病，病自内作者也。人身之中，禀于火者既多，而所赖以相济者，一滴之水也。居常能藏精于晦以蓄用，养神于静以应动，则善蓄者必不竭，而善应者必不穷。水火交济，而相火之虚无定位者，不惟不能为我害，而反互相为用，煅炼精液以还元矣。惟不善摄生者，晦不藏精，静不养神，愦愦于内，役役于外，虚无之火，随其所感，触经即发。

起于肝则为风火，生于脾则为痰火，入于气为无根之火，动于肾为消阴伏火，存于心肺，入于血，为有余之火，散于各经为浮游之火。火者化也，变化无端，莫测其机。《经》所谓"一水不胜五火"之火而弗集，必自焚也。然火之为病，有有余、有不足，有不足中有余，有有余中不足。

火在虚无，法宜清解，和之、温之。邪热蕴心，风淫动水，湿热伤脾，热邪传胃，风邪燥肺，痰涎迷心，积热助胃，食饮滞脾，热痰凝肺，是皆邪入经络，热蓄脏腑，而为有余之火，宜以苦寒泻之，如黄连、黄芩、黄柏、山栀子之属。或火郁用发，以辛甘之剂，汗而散之，如羌活、升麻、柴胡、防风、干葛之属是也。

过望失志而心郁，忿怒不解而肝郁，沉忧不乐而肺郁，当食暴怒而胃郁，多思不遂而脾郁，是皆气郁生火，焦熬液血，实为有余中不足之火，亦宜以苦寒泻之，如黄连、黄芩、黄栀子、天花粉之类。甚则从其性而升降之，用辛甘之剂调而散之，如木香、青皮、沉香、乌药、槟榔、枳壳之属是也。尽力谋虑以伤肝，曲运神机以伤心，意外过思以伤脾，精事而忧以伤肺，矜持志节以伤肾，是皆耗气而伤阴，阴虚而生火，实为不足之火，宜以甘苦之剂清而滋之，如生地、当归、人参、麦冬、黄柏之类是也。

若淫欲过度，肾水受伤，真阴失守，为无根之火。病属阴虚，诚为不足，宜以甘咸之剂，壮其水源以制之，如熟地、人参、当归、麦门冬、苁蓉、五味之类。甚则阴虚火动，火乘阴分，日渐煎熬，骨蒸潮热，为消阴伏火，乃不足中有余，当以甘苦之品滋阴降火，如麦门、熟地、黄柏、知母、地骨皮、银柴胡之类是也。至于右肾命门火衰，为阳脱之病。阳虚则阴耗，亦曰不足之火，宜以辛热之剂温之壮之，如人参、附子、沉香、干姜之属，此真火不足而精阴不生，扶阳生阴之妙法也。

诸火之脉，虚则浮大，实则洪数。脉见短数，病为难治。男子两尺洪大者，必遗精、阴火盛也。若洪数见于左寸，为心火，用黄连以泻之。而木通下行，则泻小肠火。洪数见于右寸，为肺火，用黄芩以泻之。而大黄利便，则泻大肠火。洪数见于左关，为肝火。用柴胡、人中白以泻之。而黄连、黄芩以猪胆汁拌炒，又泻肝胆之火。洪数见于右关，为胃火，用石膏以泻之。而知母、芍药则泻脾火。洪数见于两尺，为肾经命门之火，用知母以泻之。而黄柏加细辛，则泻膀胱之火。青黛能泻五脏之郁火，玄参能泻无根之游火，此皆苦寒之味能泻六经有余之火也。

医者知火之所起，明火之所伏，识脉证，精药理，而善维持调变之病者，察火之所由衰，究水之所由壮，能养精以固神之本，养气以完神之主，养形以全气之宅。斯形与神俱，水与火济，而火病其可瘳矣。不然欲求免于死亡得乎。

治上焦火，酒洗黄芩以泻肺火，惟肺有实火宜用。若虚火而用黄芩，反伤肺气。须先用天门冬保定肺气，然后用之。片芩泻肺火，须用桑白皮佐黄芩。如鼠尾者，又泻大肠火。

治中焦火，黄连以泻心火，惟中焦有实火宜用。若脾胃气虚，不得转运，及中焦有郁火者，当用茯苓、黄芩、葛根、白术代之。黄连用猪胆汁拌炒，更佐以草龙胆，能泻胆火。

胸中烦热须用栀子炒，实火者切当。若虚火，用补药为主，人参、白术、芍药、茯苓、麦门冬、大枣之类，或以黄芩炒换栀子。

治下焦火，肿痛并膀胱有火邪者，用酒洗防己、草龙胆、黄柏、知母之类，固是捷药。若肥白人、气虚者，当用白术、苍术、滑石、南星、茯苓之类。若黑瘦之人，下焦有湿热肿痛者，必用当归、红花、桃仁、牛膝、槟榔等药。

治三焦火，须用栀子、人中白。栀子在上、中二焦连壳用，在下焦去壳，水浸去黄浆，炒焦色，研细用之。人中白又泻膀胱之火，从小便中出。盖膀胱乃此物之故道也。治瘟疫热毒尤宜用之。

邪气实，实火可泻，黄连、黄柏、黄芩、黄栀子之类。

正气虚，虚火可补，人参、白术、生甘草之类。

阴虚火动，脉短数者，数治：

郁火可泻、可发、可降、可调，当看在何经，审重轻而行之。

风寒外束者可发，轻者可降，重则从其性升之。

肌表热，将轻手按之热甚，而重手按之热不甚，则宜清之。用地骨皮、麦门冬、青竹茹之类。

肌肉热，将轻手按之不觉热，若重手按之，热甚而烙手，则宜发之。用羌活、独活、柴胡、升麻之类。

烦燥者，气随火升也。

气实火盛、颠狂者，可用正治，硝、黄、冰水之类。人虚火盛狂者，以生姜汤与之。若投以冰水之类正治，立死。

有补阴，则火自降，炒黄柏、熟地黄之类。

凡火急甚者，必缓之，生甘草兼泻、兼缓，人参、白术亦可。

凡火盛者，不可骤用寒凉，必须温散。

凡阴虚火动者，不可单用补血，当兼补气。气为血之母也，母盛而子亦盛，水盛而火必衰。且火有余，必是气虚；气不足，便是血不足。故治火必须补气。若谓气有余、便是火有余，非正气有余也，乃邪气有余，郁气有余也。

气从左边发者，肝火也。若气从脐下起者，阴火也。气从脚板下起，入腹者，虚极也，是火起于九泉之下也，十不救一。当服大补之药外，以附子末，津液调，贴脚心涌泉穴，以引火下行。若壮实之人有此，乃是湿郁成热之候也，不可作虚治，特宜用苍术、防己、黄柏、牛膝之类。

小便降火极速。山栀子能降火，从小便中泄去，其性能屈曲下行。玄明粉利热燥之痰，极妙。石膏生为末，用牛胆汁调成饼，阴干，可代牛黄，最善治痰火。

烦燥不得眠，宜用滑石、甘草为末，加牛黄效。

火之为病，不可方物，不可名状，固不专主何经，亦不专主何病。故治法当随病斟酌。合宜用剂，亦难取必于一定之方也。故火不载方，特详某火病当用某火药，则方未必无方，而方未必拘方也。宜细思参考用之。

邪郁火　用发散之品：升麻　葛根　羌活　柴胡　防风　薄荷　苍术　荆芥　连翘　陈皮。

气郁火　用调破之品：乌药　木香　枳壳　枳实　青皮　陈皮　香

附　厚朴　槟榔　大腹皮　萝卜子　紫苏子　桔梗　三棱　莪术　抚芎　苍术　炒栀子。

实热火　用苦寒之品：黄芩　黄连　石膏　山栀　黄柏　朴硝　苦参　牛黄　人中黄　川大黄　人中白　玄明粉　童便　龙胆草。

热火　用清凉之品：淡竹叶　青竹茹　竹沥　地骨皮　牛胆南星　瓜蒌仁　天花粉　脑子　百药煎　苏州薄荷　桑白皮　侧柏叶　滑石　硼砂　儿茶　桔梗　前胡　黄芩　知母　川木通　连翘　赤芍。

虚火　用甘温之品：人参　白术　白茯苓　熟地黄　当归　干姜　陈皮　白芍　淮山药　麦门冬　远志　辰砂　茯神　砂仁　酸枣仁　五味子　香附　黄耆　半夏　苍术　炙甘草　炒黄连　升麻　柴胡　羌活　白芷　炒黄芩　炒栀子　防风　肉桂　附子童便、黑豆同煮。　煅石膏　炒知母　生甘草　葛根。

阴虚火　用甘清之品：生地　熟地　麦门冬　知母　白芍　赤芍　当归　牛膝　黄柏酒炒褐色　莲心　山药　麻仁　地骨皮　天门冬　五味子　郁李仁。

阴虚火　用补肾之品：人参　牡蛎　淮山药　熟地黄　白芍药　虎胫骨　败龟板　锁阳　川牛膝　枸杞子　五味子　麦门冬　当归　蛇床子　肉苁蓉　菟丝子　真青盐　黄柏　益智仁　川杜仲　川续断　破故纸　知母。

消阴伏火　用甘苦之品：知母　五味子　生地黄　淡竹叶　黄柏　黄芩　黄连　秦艽　北柴胡　银柴胡　当归　蛤蚧　青蒿　鳖甲　牡丹皮　黄栀子　白芍　前胡　乌梅　人参　天门冬　麦门冬。

寒热

伤寒寒热，当用表散。

发热心风，宜解表。

发热恶寒，宜解表。发热用柴胡，恶寒用苍术。

阴虚发热，宜补。川芎　当归　白芍　熟地　人参　白术　黄耆　炒黄柏。

阳虚发热，宜补。人参　黄耆　炙甘草　升麻　白芍　柴胡　当归身　陈皮。

阳虚恶寒，宜补。人参　黄耆　甚者，加附子，以行参、芪之气。

久病恶寒，当用解郁。

手足心热，宜发散。羌活　升麻　葛根　芍药　人参　柴胡　甘草　防风　葱白　或用栀子　香附　白芷　半夏　川芎　神曲糊为丸。

吃酒人发热者，难治。

不吃酒人，因饮酒发热者，难治。

寒热，凡阴虚证难治。

颠狂

颠狂二证，皆先因阳明胃腑实热、燥火久积于中。或动风木，木火、胃火触乱痰饮而为癫。癫者，跳跃惊动而有欲厥状也。或动心君，君火、胃火，鼓击痰火而为狂。狂者，奔走骂詈而无所畏忌也。故脉大坚疾者，为颠狂；沉数实者，为痰热。其得病之初，必须大吐、大下，以涌利其痰。嗣后用化痰清心、养血宁神之剂调养之。即使经年不愈，而脉实坚疾，亦须大吐、大下，方能除其病根。吐利后，而脉渐虚微者即愈。或初病而脉虚弦者亦易退，虚而弦急者死也。妇人产后恶露上冲，言语错乱，神志不守者，又当逐瘀血、生新血，使血复其位。用川芎、当归、白芍、熟地、琥珀、桃仁、红花、益母草、玄胡索等味，煎熟去滓，调荆芥末，荆芥烧灰存性。参童便半升同服，病无有不安者。若热病如往、暑证如狂，治各有法，当于寒暑类求之。

宣痰饮：人病实而重，方药峻而深。

用天萝布[1]子去壳，不拘多少，生捣如泥，白汤调服，逼进三四升，取吐。

导痰丸：人病实而重，方药峻而深。

甘遂去心，甘草水浸三日，晒　大戟微炒　真白芥子，各四钱　抚芎　羌活，各二钱　黄芩三钱　皂角五钱　右为末，早米为丸，每服三五十丸，丸如萝卜子大，用淡温酒送下，若热酒服即吐。忌甘草。一方用大黄三钱。实者不拘丸数，以利为度。

至宝丹：人病实而重，方药峻而深。

天竺黄九钱　琥珀二钱五分　真白芥子七钱　川大黄锦纹的五两净，先用旧红酒浸蒸晒，九蒸九晒干，次用竹沥浸透，蒸晒七次，干后用人乳汁浸透，蒸晒干亦七次。　川天花粉二两净，先用人乳汁浸透，蒸晒干九次。又用竹沥浸透、蒸晒干，亦九次。　条实黄芩五两，净去皮，酒拌晒干，次用竹沥浸透蒸晒五次，干后用人乳汁浸透蒸晒干，亦五次。　真青礞石一两

1　天罗布：即丝瓜。本方用其种子。

五钱,用牙硝一两拌匀,入瓦罐内,瓦罐盖将铁线缚定,外用盐泥封固,用文武火煅一炷香为度,取起候冷另研。黑角沉香一两另研 人参膏五钱 右为细末,用人乳汁拌晒,又用竹沥拌晒各九次,再为细末,方入沉香末和匀,用竹沥为丸。外用朱砂另研一两,金银箔各百帖为衣。三味各为衣,每分五两,时服,每分用三十丸同服,汤引随用。以病除为度。此方善治痰火,清而平。

镇心丸:治癫狂惊痫。人病虚而重,方药补而深。

朱砂一两五钱为末 黑铅一两五钱溶化,投入水银二两,结成砂子,取起擂烂。入琥珀末三钱 冰片一钱 犀角屑五钱 羚羊角屑五钱 共为细末。用石乳香一两五钱,水煮溶化为丸,如龙眼核大。每服一丸,磨服,黄连、人参煎汤下。

痰

涎者,脾胃之津液,凝之则为痰也。盖人身之日,以克且长者,全资气血。而气血之日,以生且盛者,全藉饮食。饮食茹纳于胃,消化于脾。脾统血,行气之经,游溢饮食之精气,上输下通而气化生焉。痰亦气之所化,津液凝结而成者,若露结为霜意也。非惟能滋养胃气,抑且能滑利骨节,人人有之,特有多寡之不等耳。痰多,复由饮食外伤,思虑内损,损伤经络。脾血既虚,孤气独盛,传化失[1]常,湿因气化,故多痰也。痰宜少而不宜多,宜顺而不宜逆,宜静而不宜动。或因风寒暑湿热之气所干,或因惊,或因气,或因纵饮,或因饱食,或因脾虚,或因肾弱,随其所感,触动其痰。奔腾磅礴,游溢各经,无所不至。痰气既盛,客必胜主。或夺于脾之大络之气,则倏然仆地;升于肺则喘急咳嗽;迷于心则怔忡恍惚;走于肝则眩晕不仁,胁肋胀痛;关于肾则不咳而多痰唾;留于胃脘则呕泻而作寒热;注于胸则咽膈不利、眉棱骨痛;入于肠则漉漉有声;散于胸背则揪触一点疼痛,或寒如冰,或背痹一边,散则有声,聚则不利,皆痰所致也。

痰之游溢各经而为病,固宜随各经阴阳而处治,然总之当究其所因。因风而动,则宜疏风;因寒而动,则宜散寒;因湿而动,则宜燥湿;因于热,则宜清热;因于惊,则宜镇惊;因于气,则宜顺气;因于食,则宜消食;因于饮,则

---

1 失:原作"火",不通,据文义改。

宜消饮；因于脾虚，则宜实脾；因于肾虚，则宜补肾。

知其痰之所因，而又知其痰之所胜。稀薄痰涎、湿痰甘淡之味，皆属寒痰，而以热品胜。稠浓老痰，痰火咸苦、腥腐之气，皆属热痰，而以冷品胜。假如因于寒者，固宜辛散；若痰稠浓色黄、味苦口干，亦禁用半夏、南星等品，而辛散剂中，必兼用干葛、天花粉、瓜蒌仁、贝母、石膏、薄荷清凉之味胜之。如因于热者，固宜清凉；若痰稀薄色白，味淡口不渴，又禁用石膏、天花粉等味。而清凉剂中，必兼用半夏、南星、杏仁、五味子、陈皮、苍术温燥之品胜之。去其所因，用其所胜，而痰病未有不愈者，此治痰之的决也。

若夫治痰之法，以顺气为先，实脾为本，顺气则津液流通，实脾则收约痰饮，乃先哲之格言，实后学之准绳，医又不可不知，而时常斡旋妙用于其中。虚者兼用之，以固中气。实者后用之，以保中气。神而明之，存乎其人。痰无一定之病，亦难执一定之方。故后不载方，特录某痰病宜某痰药治，愿同志者细考参究而采用之可也。

○痰在上膈，与胶固稠浊、及在经络者，俱宜用吐，泻亦不去。○脉浮风痰亦宜吐，吐兼发散之义。○气实痰结者难吐，吐难得出。○气虚用吐而不吐者，死，中气惫也。○寸脉弱者禁吐。○久病欲用吐药，先宜升提其气，疏豁其痰，便易吐也。不然吐痰不出，陡伤中气，慎之。

○痰在中焦者宜下，然用利药过多，脾气必虚，则痰反易生而多。故下后随宜固中气以运痰，斯无后忧。○尺脉弱者禁下。

○中气虚者，禁吐禁下，宜固中气以运痰。必用参、芪、术、夏之类，多用姜汁传送，使脾实而能收约痰饮。或兼行镇坠之剂，乃为无敝。

○肾虚不能制火而动痰者，亦由脾虚不能生金，母子俱虚，故火上炎，而痰因火动也。《经》云"虚则补母"。又曰"补肾不若补脾"。故古人用八味丸为治痰之本，以此盖山茱萸、熟地黄补肾之品，而白茯苓、淮山药、熟附子皆补脾剂也。

○痰病久得涩脉，卒难得开，甚费调理。

○风痰脉浮滑，痰如灰色，稀薄清涎风孔，多患头疼、咳喘等证，宜表散之品：紫苏子　羌活　荆芥　薄荷　南星　防风　连翘　杏仁　半夏　桔梗　紫苏　麻黄　陈皮　干葛　前胡　细茶　竹沥　姜汁　桑白皮。

○风痰病久，多成瘫痪奇证。宜风痰之品：南星　半夏　天麻　雄

黄　牛黄　竹沥　姜汁　荆芥　防风　明矾　蝉蜕　直僵蚕　全蝎　蜈蚣　白附子　猪牙皂荚。

○寒痰脉浮紧、色白,涎水或涎唾青色,多患呕吐,口喜饮热,宜温散之品:麻黄　紫苏　南星　肉桂　干姜　苍术　白术　细辛　杏仁　半夏　陈皮　姜汁。

○湿痰脉濡弱、色白涎青,多患倦怠,软弱酸疼。宜燥湿之品:苍术　干姜　羌活　防风　陈皮　白术　半夏　白茯　细辛　南星　蛤粉　桂枝　薏苡仁。

○热痰痰火,脉弦数,色黄赤,稠浊成块,多患口渴、干呕。宜清凉之品:贝母　黄芩　黄连　栀子　瓜蒌仁　天花粉　干葛　青黛　桔梗　石膏　红药子　白药子　滑石　明矾　硼砂　雄黄　玄明粉　寒水石　苦参　海粉　乌梅　连翘　山豆根　青竹茹　薄荷。

○郁痰,脉沉结,色黄稠粘,咳之难出,多患胁疼,胸膈胀满,气不舒快。宜开郁顺气之品:白芥子　青皮　陈皮　木香　枳壳　大腹皮　白僵蚕　枳实　香附　苍术　抚芎　紫苏子　瓜蒌仁　杏仁　半夏　乌药　沉香　炒栀子　玄明粉　槟榔　诃子　贝母　南星　萝卜子　五倍子　明矾　大黄　黄芩　猪牙皂荚　青礞石。

○食积痰,脉弦实,色黄稠浊成块,多患饱胀,不思饮食。宜理脾顺气、开郁宽胸之品:香附　紫苏子　山楂　麦芽　神曲　茯苓　杏仁　萝卜子　南星　半夏　生姜　明矾　槟榔　猪牙皂　石膏　青黛　滑石　乌梅　上甲[1]　瓜蒌子　苍术　厚朴　青皮　枳实　陈皮　竹沥　姜汁　黄芩　黄连。

○顽痰,宜软坚开郁之品:瓜蒌仁　香附末　青黛　贝母　片黄芩　连翘　昆布　海藻　蛤粉　桔梗　真海粉　枳实　槟榔　乌药　沉香　神曲　风化硝　麦芽　明矾　石膏　滑石　青礞石　玄明粉。

○痰饮,宜行气利痰之品:枳实　枳壳　明矾　枯矾　黑牵牛　猪牙皂　朴硝风化　萝菔汁　真苏子。

○中宫痰积,宜行气清痰之品:乌梅　枯矾　南星　半夏　苍术　神

1　上甲:元以后龟甲好用下甲,可排除不议。鳖甲用上甲,可用于心腹癥瘕,坚积寒热,去痞疾等,不明是否即指鳖甲,存疑。

曲　山楂肉　腹皮　青皮　陈皮　滑石　枳实　香附子。

○痰结核在咽，宜化痰软坚之品：瓜蒌仁　真海粉　杏仁　桔梗　连翘　风化硝　荆沥　孩儿茶　硼砂　雄黄。治此症宜用药为末，蜜丸噙化方是。

○下焦痰唾，宜补肾温中之品：牡丹皮　茯苓　附子　肉桂　泽泻　山茱萸　淮山药　白术　陈皮　干姜　沉香　熟地黄。

附录：古今治痰应验诸方

枳桔饮：治外感风邪痰咳。

紫苏叶　桔梗　前胡　半夏　干葛　枳壳　薄荷　陈皮。

痰喘气盛加紫苏子。口渴去半夏，加贝母、天花粉。气虚加人参。

涤痰汤：治痰结胸膈，饱闷，不思饮食。

羌活　厚朴　橘红　枳壳　半夏　南星　苏子　桔梗。

痰喘加猪牙皂角炙去皮弦、杏仁。口渴去半夏、南星，加黄芩、前胡、天花粉。

苏子降气汤：治痰涎壅盛，上盛下虚，气不升降，兼治寒痰。

当归　甘草　前胡　厚朴　肉桂　陈皮　紫苏子　半夏曲。

寒痰去当归，加苍术、干姜。气虚去厚朴，加人参、白术。湿痰去当归，加苍术、白茯苓。

滚痰丸：破郁结，利痰气。属热者宜。

大黄酒蒸　青礞石，硝煅，一两　沉香五钱，另研　黄芩，各八两　为末，水糊丸。

金星丸：破郁结，利痰气。属寒者宜。

半夏，热汤泡去皮脐，生姜汁浸　南星，制法同上　雄黄，另研，水澄　郁金，皂角水同煮，去皂角不用　巴豆去壳　铁粉，即磨刀泥，用水洗净，仍将水澄去泥，用底下的，炒　右各等分为细末，面打糊为丸，丸如萝卜子大，姜汤送下六七丸，多则十丸，临卧时服。

清气化痰丸：消饮食，化停痰，理脾顺气，开郁宽胸。

青皮　陈皮　香附子　真苏子，各二两　神曲　麦芽　山楂肉　萝卜子　茯苓　杏仁，各一两　南星切　半夏切　生姜切，各四两　皂角　白矾，各二两　自南星起共五味，先用白水同煮，以南星无白点为度焙干，去皂角入前药为末，以竹沥碗许、生姜汁半碗，打糊为丸如梧桐子大，每服七十丸。淡姜汤下。

素善饮者，加黄连、黄芩、葛粉各一两。

冰梅丸：治痰结咽喉,咯之不活,唾之不出。

冰片三分另研　苏州薄荷叶四两净　真孩儿茶二两　乌梅肉四两　大硼砂二钱　诃子十个取肉　白沙糖半斤　右为细末,用白沙糖化开为丸,丸如芡实大。外用葛粉为衣,不用亦可。噙化甚妙。

八味丸：补肾温中,治下虚水溢,不咳,多吐痰唾。

牡丹皮　白茯苓　泽泻　山茱萸去核　淮庆山药　大附子泡　桂皮,各一两　熟地黄二两　右为细末,炼蜜为丸如梧桐子大,每服二十丸至五十丸,温酒送下。

哮喘丸：治痰气哮喘。

铜绿五钱　明信石一钱　右为末,以米醋打糊为丸如绿豆大,每服二四丸,冷水吞下,忌热食。

五虎汤：治痰气喘急。

麻黄七分　杏仁去皮,炙一钱　甘草四分　细茶炒八分　白石膏一钱五分　水煎服。

清肺丸：治肺热久咳。

枇杷叶　木通　款冬花　紫菀　杏仁　桑白皮,各等分　川大黄减半　如常制为末,蜜丸如樱桃大,食后夜卧,含化一丸,不终剂而愈。

造玄明粉法：朴硝一味,不拘多少罗过。右用豆心或萝菔同朴硝煮去酸苦之味,将纱[1]绵纸折作三重,滤过硝水五七次,于星月下露至天明,硝水自然凝结成白块子。又用瓷罐按实,于炭火内,从慢至紧,自然成汁,煎沸,直候不响,再加顶火,一炼取出,于净地上倒下,用盆盒盖之,以出火毒,然后研为细末。每二斤,入生熟甘草二两为末,一处和匀,临卧斟酌用之,汤引任用。

造海粉[2]法：真海粉,色绿无盐者佳。如无真者,用紫口蛤蜊,不拘多少,三月取,以炭火煅成粉,收贮之,候秋深,待瓜蒌熟时摘取,连皮并子捣烂如泥,和匀,干湿得所,丸如鸡子大,穿之,悬透风处阴干,次年听用。入药研极细,入汤不宜细。

造百药煎法：采新五倍子[3]捣烂成饼,置饭上蒸熟,取起,先以葛叶铺在地上,后安倍饼在葛叶上,仍以葛叶盖之,停过数日,俟倍饼面上生枯毛,复安在露天露一宿,仍以葛叶乘

1　纱：原作"沙",据文义改。

2　海粉：乃海兔科动物海兔的卵裙带,细索状如挂面。此物不多见,故此方云"如无真者,用紫口蛤蜊"肉代之。

3　五倍子："倍",原作"桮",乃多音字,非该药名的规范用字,据《证类本草》卷十三"五倍子"改。下同径改。

盖，再荫再蒸，再荫再露，要嚼少许，其味甘不涩，方收起听用。要九蒸、九荫、九露方佳。如无生者，用干五倍捣为细末，水调成饼，蒸荫亦可。

造胆膏[1]法：真牛黄色黄，或黑或紫，俱有润泽血色。口含半厘，一线清凉直下胸腹方是真者。如无真者，以白石膏生捣为极细末，腊月用黄牛胆汁调，仍灌入胆内，悬于透风处阴干听用，可代真牛黄。

造胆星法：天南星泡去皮脐，为细末，腊月用黄牛胆汁调，仍灌入胆内，悬于透风处，阴干听用，可代牛黄。

辩干咳

干咳者，痰火病也。火因痰郁，焦烁肺金，而肺金失清虚之令，阴由火燥煎熬肾汁。而肾汁失滋养之源，是水火不相既济，诚当滋阴而降火也。然干咳之病，痰郁其火，非火郁其痰。特宜先开郁行气，用香附童便浸[2]、桔梗、乌药、厚朴、枳壳、羌活、细辛、苍术、陈皮、半夏之类，疏通其郁结。搜剔其顽痰，使气舒而痰活，痰活而咳疏。气舒后复用清化之品，以治其标；痰活后，旋用温补之味以治其本。补脾则痰自消，补气则阴自生。循斯治法，或者其有瘳乎！《经》曰"火郁则发之"，又曰"补肾不若补脾"。一云：寻火、寻痰，分多、分少而治，此治干咳之大法也。今人多不知伦类，妄意投剂，上用苦梗以开之，下用四物以滋之。一日之内，开者无多，而庀[3]者辄胜。虽以姜汁炒归地，而柔弱重滞之质，肾水未获其滋长，脾土先受其重滞。脾滞则痰愈结，运化之职失，生化之源竭，水何由而足、而升？火何由而息、而降？痰何由而开、而消？欲干咳之获愈也，得乎？至外感风寒咳嗽，表解未彻，邪热日深，其脉必沉而数，医者妄认为内伤，遽用滋阴降火之剂，内郁其邪而咳嗽愈剧，内潮外热，一日增加，延绵不休，饮食不进，形容消减，允成痨瘵，深为可悲！尤宜开郁疏散之法治之。解发后，脉必浮洪，身必作汗，乃外邪将去，而有生生之机。随迹审脉证以调理，用补脾、补肾之剂，治之可也。浪漫之疑，不敢藏蓄，愿有道者就正之。

---

1 膏：原作"羔"，与剂型不合。该书用"羔"代"膏"乃俗写，据剂型正名改。
2 童便浸：此下至"解发后"前，红叶山本原缺一叶（二百四十三叶），医学馆本及佐伯侯本有，据以补缺。
3 庀：è《说文》："庀，隘也。"此与"开"对文，则指痰郁结滞，阻碍气道。

辩肺痈肺痿

肺痈者,邪热蕴结,咳唾脓血,或唾浊涎而气腥腐也。属热、属实多,宜清解。若虚者,又当于平补中兼升提之剂,使秽恶热毒,随气上升涌出为佳,切不可行止涩之剂,养虎为患。嗣后度人气虚,则用平补,虚羸则用大补,方为拔本塞源治法。○肺痿者,肺叶焦枯,辟辟燥咳,胸中隐隐而痛也。属虚,是脾阴不足,不能生金,而肾汁衰弱,不能制火,肺受火邪,而成斯疾。宜补脾、补肾,养金为主。益其母而身有所滋,固其子而身无所损,养其身而身益壮,其肺痿当自除矣,不然鲜克有济。

吐　衄

吐血者,血从胃而上溢于口也。衄血者,血从肺而上溢于鼻也,二证多主阴虚火动,血随火上炎之势上行,间有肺胃二经邪热蕴积而成者。凡血下行为顺,上行为逆。先上行而复下行,是邪欲去,吉兆也。若伤寒热病衄血,乃为欲解。其或吐血,自有治法,不在此例。杂病衄血,亦为轻证,而其吐血虽为重疾,皆不外乎虚实,或内伤饮食,煎煿峻热之物而生者为实,此肺胃中清血热蒸而出,则宜解毒,清肺胃之热而泻其子。泻热即泻子也。有内伤房劳,及动不量力而生者为虚。此肝肾中精血,血不归经而出,则宜滋补。养金水之源而补其母,补中即补母也。二证切不可因其见血,遽用茅花、血余、棕根炭之类以止血,并黄柏、知母、地黄之品以养阴。若见血止血,取一时之苟安,延终生之深患。盖血不归经,既无所纳,又无所统,而复止涩之、清凉之,是犹欲入而闭其门,益灰而种其穴也。火虽暂熄,后必复燃。燃则益甚,遂成干咳、咽疮等证,多致莫救。世人不能藏精养神,中气内伤,发为吐衄,诚为不少,而过饮峻酿,恣食煎煿,不戒口腹,食饮内伤,发为吐衄,亦为甚多。往往见吐衄病生于饮食,医者不细察其所因,不知解其所毒,概以犀角、地黄、白茅花之类,遽清止其血,而祸不旋踵,每为痛心。凡遇斯疾,当详审脉证,博询根源,酌虚实而行补泻。虚者温补其阳,实者大泻其热,使血自归其经,不止自止。其实热盛者,反宜升气行血,使大涌之瘀血去而病自除,升麻信所当用。其虚热极者,又宜补气补血,使内固之中气实而病必愈,附子亦所不免。如此治法,自有玄机,当善悟之。昔丹溪治衄血不止,而用养胃汤,一服取效者，非温补辛散而何？盖血得热则行，气得补则行，血以归经也，真为治吐衄之准绳。夫岂可不察阴阳虚实，而概议用清凉剂乎？若暴吐紫血大碗者，此热极血瘀，于中吐去而毒自除，继后仍审虚实而温之、清之可也。

○先吐红、后吐痰，嗽多，此阴虚火动，痰不下降。宜用甘苦之品：川芎　当归　白芍　黄芩　黄连　黄柏蜜炙　山栀子　贝母　瓜蒌仁　杏仁　麦门冬　天门冬　款冬花　桑白皮　紫菀　侧柏叶　生地黄　童便　百合。

○先痰嗽，后见红，乃是热痰久积。降痰火为急，宜用苦凉之品：黄芩　黄连　黄栀子炒　黄柏　地骨皮　瓜蒌仁　牡丹皮　侧柏叶　知母　桑白皮　生地黄　赤芍　犀角　贝母　童便[1]。

○痰涎带血，不咯而痰血出，此是胃中清血，热蒸而出。重者用山栀子炒，以栀子能清胃脘之血。轻者用蓝实、茅根。

○痰血咳出，此是肺胃中清血，热蒸而。宜用甘清之品：白术　当归　牡丹皮　芍药　麦门冬　桃仁　百合　栀子炒　甘草。

○痰涎杂血而出，此血出于脾。宜用甘温之品：葛根　黄耆　芍药　黄连　白术　川当归　甘草　沉香。

○咳血，咳出痰内有血，属肺肾，宜用甘清之品：

实者：黄柏　知母　黄芩　贝母　杏仁　桑白皮　瓜蒌仁　百合　青黛；

虚者：人参　白术　白茯　川芎　当归　白芍　熟地　黄耆　甘草　附子　干姜炒。

○咯血，痰带血丝而咯出，属脾经。宜甘苦之品：川芎　当归　熟地　生地　白芍　桑白皮　黄柏　知母　青黛　茅花　童便　侧柏叶　竹沥　姜汁　片黄芩酒炒　槐花炒。

○唾血，鲜血随唾而出，血出于肾，亦有瘀血内积，肺气壅遏，不能下降。宜用甘清之品：天门冬　麦门冬　知母　贝母　黄柏　熟地　远志　干姜　桔梗　犀角　羚羊角　红花　桃仁。

○心气虚耗，不能生血，以致面色痿黄，五心烦热，咳嗽唾血。宜用甘温之品：人参　川芎　当归　酸枣仁　白芍　熟地　白茯　陈皮　半夏　莲花须　甘草　枳壳　桔梗　远志　茯神　紫苏梗　前胡　干葛　生姜　大枣。

---

1 便：原作"浸"，据文义改。

○暴吐紫血成碗者,此热极血,死。所谓亢则害也,吐出为佳。宜用清苦之品:川芎　当归　牡丹皮　白芍药　熟地黄　山栀子　黄芩　黄连　茅根。

附录:古今治吐衄应验诸方

犀角地黄汤:治吐血,清血退热。

犀角镑　赤芍　牡丹皮　生地。

是斋白术散:治吐血咳血,或因饮食过度,负重伤胃而吐血者俱宜。

白术　人参　黄耆　白茯　甘草　柴胡　前胡　山药　百合　生姜　大枣。

茯苓补心汤:治心虚为邪气所伤而吐血。

半夏　前胡　人参　白茯　川芎　紫苏　枳壳　桔梗　甘草　干葛　陈皮　白芍　熟地　当归　生姜　大枣。

归脾汤:治思虑伤脾,不能统摄心血,以致妄行,或吐血,或下血。

白术　茯神　黄耆　龙眼肉　炙甘草　生姜　大枣　人参　南木香　酸枣仁。

养心汤:治劳心少睡,神志不宁,咳嗽多痰,吐血。

白术　茯神　甘草　大黄连　当归身　白芍　人参　陈皮　远志　酸枣仁　麦门冬　莲须　生姜　龙眼肉　石菖蒲少许　大枣　家莲子。

养胃汤:治饮酒伤胃吐血。

人参　白术　干葛　甘草　干姜。

龙脑鸡苏丸:治膈热咳嗽,吐血、衄血。

黄耆　人参,各一两　麦门冬四两　蒲黄炒　阿胶炒,各二两　生干地黄六两为研　甘草炙一两五钱　木通去皮二两,同柴胡浸　银柴胡去芦二两,和木通以汤半升浸一二宿,取汁后入膏　鸡苏薄荷[1]净叶一斤　右除别研药,并捣为末,将蜜二斤,先炼一二沸,然后下生干地黄末,不住手搅令匀,取木通、柴胡汁,慢火熬成膏,然后将其余药末同和为丸如黄豆大,每服二十丸,嚼破热水下。虚寒烦热,消渴惊悸,人参汤下。咳嗽唾血、吐血、衄血,麦门冬汤下。诸淋,车前子汤下。

四制黄连丸:治血热妄行,降火消痰,补阴止嗽,清热解毒。

川黄连去芦一斤,净,分作四分:一分人乳汁浸,一分生地黄汁浸,一分童便浸,一分青蒿汁浸。右四分各自略炒,焙干为末。面糊为丸,如梧桐子大。白汤送下五十丸。

1　薄荷:原作"荷薄",据该药正名乙正。

凡吐血、衄血，血出不止者，古人用交趾桂五钱为末，冷水调下。今人用三七二钱，酒磨，调白及末同服，二法俱系消瘀血、止鲜血也。当度可用而用之。藕节汁亦善止血消瘀[1]。

凡用血虚，不可单行单上。初必用凉药，内以辛味为佐。久不愈，后用温剂，不可纯用寒凉药，必兼升温药，如干姜、升麻之类。如酒浸炒凉药，如酒煮黄连丸之类。

　　天人一也。天有运候，人有腑脏，总之不外乎阴阳。知运候之胜负，明脏腑之生克，则知病症之虚实，治法之补泻矣。今所语者语此，而杂病相类者附焉。若其详，载于《医学统宗》。妇人胎前产后，备于《敬宗编》。小儿惊风痘疹，悉于《尊祖录》。针灸则有《摘要》，外科则有《采奇》。因篇繁资重，俟续绣梓。质诸有道，并与好生者共焉。

再识[2]

1　消瘀：此下原有"下血"标题，但此后仅四行字，内容与下血无关。原目录亦无此标题，当衍，删之。
2　再识：此书商所刻。其中提到的书名，仅《医学统宗》（明·何柬撰）今存明隆庆三年（1569）刊本，此可证该《医经会解》刻成亦当在隆庆之后。其余书名，均不见存世。

医经会解¹ 后叙

医道与治道相通，善医者，名为医国手，顾可以小道目哉？世之谭医者，或有证无论，莫究病原；或有论无方，奚从疗理？由其门而欲入其室，难矣。吾邑寒谷江君，幼负奇资，长业举子。缘禀弱善病，遂弃去之。尊翁发所藏禁方以授，及得异人切脉秘传，于是壹意于医。凡《内经》《灵枢》《汤液》《金匮》，与夫近代《脉诀》《心法》等书，靡不嚅嗫其趣而领会其旨矣。以尝诸邑人，药精良，无不验者；以尝诸公卿，若石麓李公²、近溪罗公³辈，脱然旧疴之去体。君之名，岂岂以起。人以君能生死人也。迎者接轸，趋者满户，君亦未尝以此谋⁴利也。

黎川邓子云侣，余之门人，以儒就医名家久矣。高君术而造之，税驾之顷，即谦让不敢当席。既而上下其议，质所疑义，怡然顺，焕然释也。作而叹曰：其仓公之流与⁵！术数奇咳、药论甚精者与！乃相与绅绎师传，折衷众说，著为统论三篇，或问十条，阴阳要语，诸症治略，题之曰"臆语"。指示纲维，出自江君；敷演成文，邓子秉笔。以脉理则明也，以病原则究也。以疑似则辨也，以方术则备也。摅所得以章轨范，而非为剿说也。视世医之踏错者，不同日语矣。执此以治病，吾知得手应心，神妙无方。譬之庖丁解牛，肯綮目触；痀瘘承蜩，上下身适，无不如其意也。所已病可数计耶？异日者，扬于王庭，得究厥施。必能卫民生而寿国脉，匪直医人而已。谓之医国手，非与近溪罗公驾游名胜，寓上高山斋。邓子携以就正公，遂乐为之评，且叙其首简。云轩萧君，请锲诸梓以传。嘻！信其可传矣乎！余不佞无能文，因其谂余也，姑识其大较云。

时　万历十二年甲申桂月吉旦　知江西靖安县事镜潭萧重熙拜撰

镜潭　古里杖封　故绥文献世家

1　会解：此二字明显系挖补，其字大，字体也不一样，故不排除是将原"臆语"二字剜去后补刻。

2　石麓李公：据明·吴承恩（约1500—1582）《元寿颂》："石麓李公，擢自翰苑，首居春卿，内直禁廷"。可知李石麓乃明嘉靖至万历间名人。余不详。

3　近溪罗公：即明代哲学家罗汝芳（1515—1588），字惟德，号近溪，江西南城人。

4　谋：原作"媒"，据文义改。

5　与：通"欤"，语尾助词。下一"与"字同。

校 后 记

　　《医经会解》为临床综合性医书,明·江梅授、邓景仪述于万历初。其书原名《医经臆语》,初刊于万历十二年(1584),明崇祯六年(1633)书商就原刊本残版予以补刻,更名《医经会解》,厘为八卷。今仅此版存世,故用作校点底本。

一、该书作者与内容特点

　　底本的责任人署名为"闽泰宁寒谷江梅授/新城云侣邓景仪述"。据此,似乎其作者并无任何疑问。其实不然!如其中"新城云侣邓景仪述"一行的字体、墨色乃至位置,都类似补刻(见图1)。该书作者问题的解决迁延多年,直到本次《医典重光》项目的开展才算彻底解决。

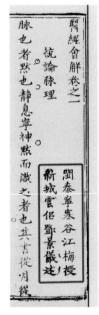

图1

　　《医经会解》不见于我国古代书目著录,历史上也从无人引用。日本多纪元胤《医籍考》(1819)简载"邓氏景仪《医经会解》八卷,存[1]",才令世人知道有此书的存在。此后日本国立公文书馆内阁文库书目记载了该书三部,至于作者,似乎都受多纪元胤《医籍考》的影响,称为"明·邓景仪"所作。多纪元胤亲见此书,日本内阁文库又收藏此书三部。由日本顶级文献学家确定的《医经会解》作者会有错吗?为什么不提"江梅"?

　　另一条看似无关的史料被郭蔼春《中国分省医籍考》(1987)爬梳出来。这就是民国间福建《泰宁县志》(1930)所载:"江梅,号寒古,精于医。所著有《医经臆语》《未然防》两种行世。[2]"《医经臆语》的作者江梅("寒古"与"寒谷"音同,或是笔误)与《医经会解》作者是同一人吗?

　　解开这一疑团,得益于上世纪末日藏《医经会解》(医学馆本)的复制回归。国人由此第一次知道该书的全貌,也知道该书是由泰宁人江梅授、新城人邓景仪述。该书前有崇祯六年(1633)江愈敏(泰宁人)序[3],其序云:"是编也,述

1　见于日·丹波元胤所著《中国医籍考》,由人民卫生出版社1983年出版。

2　见于郭蔼春所著《中国分省医籍考》,由天津科学技术出版社1987年出版。其中《泰宁县志》为1940年本,见卷二十六"艺文"。

3　见于朱保炯、谢沛霖所著《明清进士题名录》,由上海古籍出版社1980年出版。

自蔽邑寒谷江先生之所著之者。"序称江寒谷"亦敝邑之一英杰士,缘因屡试不遂,无何而弃儒以就医。其后博通群书,精究学者。复二十有余载,须罔敢自安,亦恒请教于海内外之名医。于是无脉不会,无理不解,故著为厥书,名曰《医经会解》。"

若按江愈敏序所述,《医经会解》应该是"会经""解理"之类的医药理论探讨书,但事实是该书引用医学经典出奇得少,乃临床诊治实用医书。可见江愈敏对该书的内容并不十分了解。江序中也未提示江梅生活、著书的大致时间,仅一处提到老医"吴梅坡"对《医经会解》的赞许。吴梅坡即吴嘉言(1517—?),梅坡为其字,严州分水(今浙江桐庐)人。曾任太医院医官。晚年以所得著《医经会元》(1580)十卷。若以吴梅坡为参照标记物,则《医经会解》成书之时或在崇祯之前数十年。要之,《医经会解》(医学馆本)复制回归之后,其作者及主要内容虽然基本明了,但仍有若干重要问题未能解决。例如:该书与《泰宁县志》所载江梅《医经臆语》是否为同一种书? 为什么日本文献界前辈认定"邓景仪"为该书唯一作者? 该书的成书年会是明崇祯年间吗?

经过初步整理研究,郑金生从该书正文卷四之首发现其书名题为"医经臆语"(见图2),这一补刻本剜改卷名的遗漏,意外成为证实《医经会解》原名为《医经臆语》的证据[1]。同时也提示,在崇祯之前,《医经臆语》曾经刊行过。但因找不到《医经臆语》刊行过的实据,因此该书只能依据江愈敏的序,错误地被定为"明末"泰宁人江梅之作[2]。

2022年《医典重光》项目开展,《医经会解》被纳入其中,该书上述问题还能得到解决吗?

为此,我们复制回归了日本内阁文库所藏的全部三个藏本,并将此三本逐页进行比较。最后结论是:此三个不同原藏馆的刻本,皆为同一版本,即明崇祯六年在《医经臆

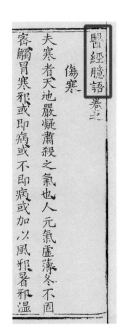

图2

1　见马继兴等选辑的《日本现存中国稀觏古医籍丛书》中郑金生所著《〈医经会解〉解题》。人民卫生出版社1999年出版。
2　见郑金生、张志斌著《海外中医珍善本古籍丛刊提要》。中华书局2017年出版。

语》部分原版木基础上的补刻本。换言之，此刻本中既有《医经臆语》初刊本的原版木，又有崇祯间剜改为《医经会解》、并予补刻的若干新版木（详见下文）。这就等于找到了部分初刊本的依据。

最让人喜出望外的是，在红叶山文库藏本（以下简称"红叶山本"）之末，发现了不见于其他两个藏本的萧重熙"后叙"（1584），这篇过去无人提起的"后叙"成为研究的突破口，使许多问题迎刃而解。惊喜之余，我们首先考察了"后叙"的"真伪"，结果在"后叙"中找到了后叙为真的无可辩驳的内证。

首先，"医经会解后叙"标题中的"会解"二字（见图3），其笔画形状与大小明显与全文不同，说明"医经"后有两字被剜去，补嵌了"会解"。更重要的是，"后叙"随后谈到该书名时说："题之曰'臆语'"（见图4），此证明"后叙"标题被剜去的二字就是"臆语"。这一内证与前面提到该书卷四之首残余原书名"医经臆语"，以及民国间《泰宁县志》记载江梅著《医经臆语》合而观之，再次从不同角度证实本书原名《医经臆语》。由此也可知此被剜去"臆语"、更名"会解"的"后叙"，不仅内容真实性无可怀疑，还可确定"后叙"用的就是原版木。

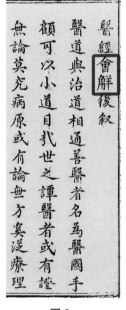

图3

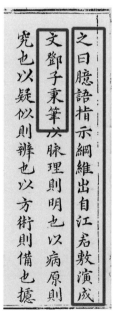

图4

　　"后叙"经辨不伪,则其撰成的时间也就是《医经臆语》初刊之时(见图5),即"万历十二年(1584)。其时萧重熙是江西靖安县官员,其叙对江梅有比较详细的介绍:"吾邑寒谷江君,幼负奇资,长业举子。缘禀弱善病,遂弃去之。尊翁发所藏禁方以授,及得异人切脉秘传,于是壹意于医。凡《内经》《灵枢》《汤液》《金匮》,与夫近代《脉诀》《心法》等书,靡不嚅嚌其趣而领会其旨矣。以尝诸邑人,药精良,无不验者;以尝诸公卿,若石麓李公、近溪罗公辈,脱然旧疴之去体。君之名,岿岿以起。人以君能生死人也。迎者接轸,趋者满户,君亦未尝以此谋利也。"据此叙可知萧重熙也是福建泰宁人。他对江梅知之颇详,不仅介绍了他习医的过程,也提到了他看过的主要书籍,还提到他治愈的当时名人李石麓、罗近溪。此介绍的详尽更证实此叙的真实性。

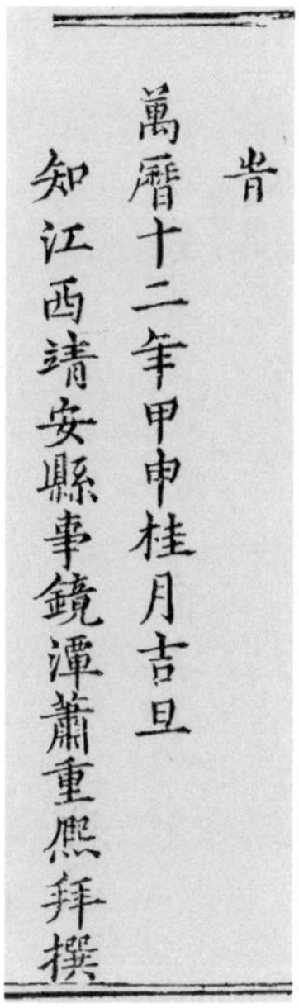

图5

　　更让人豁然开朗的是,萧重熙介绍了江梅与邓景仪的关系,以及该书撰写的全部过程。萧氏首先介绍了他与邓景仪的关系:"黎川邓子云侣,余之门人,以儒就医名家久矣。"可见萧、邓本是师生关系。江西"黎川"又名"新城",明代属建昌府,其地与福建泰宁接壤。从黎川杉关进入福建光泽非常便捷,因此邓景仪能师从泰宁萧重熙习儒,后来又师从江梅论医,实有地利之便。

　　随后,萧叙记载了邓子与江梅的交往:邓子"高君术而造之,税驾之顷,即谦让不敢当席。既而上下其议,质所疑义,怡然顺,焕然释也。作而叹曰:其仓公之流与! 术数奇咳、药论甚精者与! 乃相与绅绎师传,折衷众说,著为统论三篇,或问十条,阴阳要语,诸症治略,题之曰'臆语'。"可见邓子登江门求教,得江梅点拨解疑,深为江梅的学问折服。于是二人合作,完成了《医经臆语》一书。对此,萧重熙用十六个字明晰概括:"指示纲维,出自江君;敷演成文,邓子秉笔。"用现代的话来说,该书的"纲维"(主要学术观点、全书纲领、骨架等)皆源于江梅。具体执笔成文,则倚重邓子。结合该书内容,卷一的"统论三篇,或问十条",其中提到的医案、人名以及某些语气,都应出江梅之口,尤其是"或问十条",很类似邓问、江答的问难记录。至于卷三以后的"六淫之疾",体例一致,多综述提要,这很类似邓景仪"敷演成文"。故原书署名"江梅授、邓景仪述",非常准确贴切。日本前辈恐过于拘执"邓子秉笔",遂把作者归于邓景仪一人，殊不知传道解疑者江梅才应该是第一作者。

以上萧重熙的后叙，使《医经臆语》初刊时间得以明确，作者各自生平及合作完成该书的全过程亦十分明晰。可见萧重熙后叙为本次研究的突破发挥了一锤定音的作用。

关于该书的主要内容，萧重熙归纳为："著为统论三篇，或问十条，阴阳要语，诸症治略"。具体到底本，则"统论三篇，或问十条"，即底本卷一的"统论脉理""统论病原""统论方药"，以及紧随其后的十篇"或问"。"统论三篇"分别讨论脉与血气虚实的关系、病与饮食、六淫与七情的关系、用药气味与脾胃的关系。"或问十条"则以问难的形式，分别讨论脉与胃气、《脉诀》"胃气"通该六经、古今脉之三部九候各不相同、调理中气以治病等。前已述及，此"或问"似为江、邓互相问难实录，故该书卷一，最能体现江梅的学术"纲维"所在。

卷二为萧氏所云"阴阳要语"，底本有"脉理阴阳要语""病症阴阳要语""治法阴阳要语""药性阴阳要语"诸条。所谓"要语"，即归纳相关辨证、立法、药性的理论要点，多类格言、警语，短小精悍，对比强烈、易记易颂，甚有利临床运用，且分别从六淫为病、药性功效、脏腑经络等不同角度去归纳罗列常用药物。

萧氏所云"诸症治略"，书中并无此标题，但实则卷三至卷八均为此内容。卷三及其以后，以六淫（风、寒、暑、湿、燥、火）为诸症总纲，各"淫"之后，或附列相关疾病，如"寒"后附"疟""瘟疫"，"暑"后附"霍乱""痢""泄泻"等。又此六淫中，以"寒"邪的篇幅最为庞大，几乎包括了整个"伤寒"相关疾病。该书在伤寒诊治中大量采用舌诊，这在明代伤寒诊治中比较少见。此外，该书的六淫亦包括"内六淫"，故书中辨证也间或涉及内伤疾病。各子病之下，先论病机、鉴别诊断及治法，继而详列随证调治药物（多数方仅列药名与简要炮制法，很少列举分量、服用法等），以备临证参用。此书后六卷诸症治略，包括了非常丰富的病因病理分析、疾病鉴别诊断、辨证用药等知识，堪称临证备要。

统观全书，实与一般意义的"医经"无关，更不涉及"会解"医经，而是明万历间福建泰宁、江西黎川地方医家个人临证治疗心得体会。其书原名"臆语"（出自胸臆之语），确实更贴合全书的实际。

附带一议的是该书的卷数。今底本卷数很明确为八卷。但无论萧重熙叙、江愈敏序或《泰宁县志》都没有提到过原书的卷数。今底本正文 352 叶，厘为八卷，但每卷叶数相差较大，其中卷四多达 145 叶，而卷六仅 7 叶，卷七仅 4 叶。从学术内容来看，卷三至卷八的层次分明，无可厚非，但每卷叶数的差距，在古籍中实属罕见。底本卷三、卷四无卷次序号，卷二的卷次序号也是后刻的。故该书原版《医经臆语》究竟分作几卷，目前无解，存疑。

二、底本流传及校本选定

《医经会解[1]》今仅存崇祯补刻本，其中既有部分初刻版，又有部分新补刻版木，且更换书名，新增江愈敏序、"轶璗庐藏板"扉页、书坊题记及书后识语等，故不能算《医经臆语》的"递修本"，更不是整本翻刻本。

试比较下面两页：

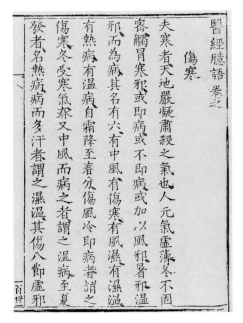

图6

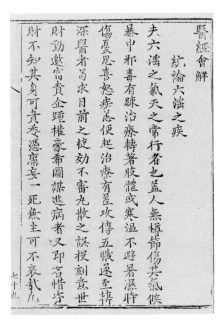

图7

左页为初刊本原版卷四之首（见图 6），万历初期刻；右页是崇祯补刻本卷三之首（见图 7）。说左页是原版，是该叶保留了"医经臆语"原书名，其书名的字体与正文一致。将左、右页对照比较，观察其字体、笔画、行间距等，就

---

1 医经会解：鉴于今存崇祯补刻本书名已改成《医经会解》，且两书主体内容完全一致，无任何新增内容。故以后仍称《医经会解》。

能看出其间的差别。

此外，补刻之版，除刻工不同造成的差异之外，还因必须与原版残片行款等保持一致，因此每页的行数、字数都是固定的，万一原版文字缺失，则只有留出大段的空白，以示其文字原缺。单纯的翻刻本很少这样做，因为这样做容易暴露底本有残缺的弊病，影响销售。

例如图 8 所示书页右侧有一整行多的空白就是因原版文字缺损造成的。这是本书认定崇祯本为补刻本的原因。该崇祯补刻本在日本国立公文书馆内阁文库就藏有三部，著录为"医经会解，八卷，明邓景仪，医，**5**，301-23，明崇祯六序刊 / 同 同 毛 **6** 301-22/ 同 同 枫，**6**，子 21-16"[1]。这种著录方式表明，此三藏本均为同一版本，书名、作者、卷数均同。不同的是原藏馆（简称"医""毛""枫"）、册数、书号。因此，本次校点必须从三藏本之中选择一种为主。为此，我们将此三藏本逐页比对，并进而探讨各藏本的特点。

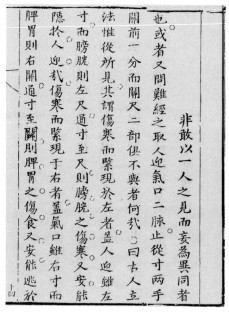

图 8

（一）红叶山文库本

日本庆长七年（1602）德川幕府第一代将军德川家康在江户城南，收藏金泽文库等处的藏书。宽永十六年（1639），该文库迁移到城内中央的红叶山。

1　见于日本国立公文书馆内阁文库 1956 年出版的《（改订）内阁文库汉籍分类目录》。

红叶指"枫",故该文库被雅称为"枫山文库"(书目简称为"枫")。明治以后称作"红叶山文库"。该馆为江户时的"御文库",其藏品一概不用藏书印记[1],保管良善,品相甚佳,或许很少有人借阅,虽竹纸菲薄,却罕有皱褶、撕破、虫蚀污损痕迹等现象,仅少数册叶有淡蓝墨水笔的批点。

该本六册,书号:子21-16。版框高19.3厘米,宽13厘米。正文每半叶八行,行二十字。白口,上白鱼尾,四周双边,无行格。版心右下角有叶码,八卷正文叶码连续。首为崇祯六年(1633)江愈敏序,次目录,次正文。正文卷一之首署名为"闽泰宁寒谷江梅授/新城云侣邓景仪述"。以上内容,除册数、书号外,内阁文库另两藏本与之全同。

该藏本独有之处为:

(1)该本序后有单独刻版的两小书页,内容为目录,却没有卷次。故此二页可能是准备贴在书封面上的"提要",故其版小、独立,不记卷次。

(2)明万历十二年萧重熙"医经臆语后叙"为该本所独有。虽然后叙标题有剜改,但内容完整真实,是考察该书成书的最为关键的依据。

(3)第一册28叶之后还有一叶,为该本独有,此叶保留了本卷其他各本脱漏的十几个字。然此藏本亦有个别脱叶处。

(二)医学馆本

"医学馆"乃日本江户幕府官办医学校,前身为幕府医师多纪元孝所创跻寿馆(1765),后于宽政三年(1791)转为江户幕府官办医学馆。故该藏本有藏书印"多纪氏藏书印""跻寿馆书籍记""医学图书"。明治间该馆图书先后转藏图书局文库、内阁文库,故又钤有"图书局文库""日本政府图书"两枚藏书印。内阁文库藏书目标记此原藏馆时简称"医"。该馆藏之书多经实用,且收藏过程曾遭水、火之灾,故其书虫蠹毁损现象较多。今复制回归之本已经修补,内衬以厚纸,因此扫描页面显得分外平整,不透背面文字,但蠹残痕迹比比皆是,或损及文字。然此本印刷用墨浓厚,故其文字看似比另外两家藏本更为清晰。

该本五册,书号:301-23。其余版式行款等均与前红叶山本同。

该藏本独特之处为:

---

1 僅卷一有"元和之印"私章,不屬藏书印,乃最早收藏者的私印,来源不明。

（1）有扉页（右上破损），扉页中央题书名"医经会解"。左下载"轶壿庐藏板翻刻必究"。左上有长方形大朱印，刻印着该书缘由，其文提到"近所镌医书，多有 精于论理 者而不详于方，详于方者而不精于 论 ，要皆不足以仪型一世者也。兹《医经会解》，宗本《素》《难》，折衷百代，□精取微，迥超庸凡之外。而究心斯术者，倘获是集，乃可化讹辟舛，以济于无穷，是为梓之。"署名为"轶壿庐主人谨识"。此明显为书商广告语。右下刻有朱印"每部定价贰钱"。

（2）有重复或脱漏之叶，或错误剪裁之处。

该本为唯一有扉页之藏本，故最早复制回归者即此本。古籍扉页游离于正文之外，随时可补。若无与书籍紧密相关的文字或标记，则无法为鉴定原书版本提供依据。"轶壿庐藏板"扉页即属此类。

（三）佐伯侯本

"佐伯侯"即日本丰后国佐伯藩主毛利高标，曾于日本天明元年（1781）建立佐伯文库，收藏从中国购入之善本古汉籍约四万册，并钤有"佐伯侯毛利高标字培松藏书画之印"。后该文库之书分藏多馆，其中《医经会解》为跻寿馆（即后之医学馆）收藏，最终归于内阁文库（书目简称其藏馆为"毛"）所藏，故该书又补钤有"跻寿殿书籍记""医学图书""内务省文库印"三枚藏书印。

该藏本从收藏时间来看并非最长，但却辗转分流，故其书内外氧化油污程度较甚，虫蚀破损之处较多。

该本六册，分册方式不同于红叶山本与医学馆本。书号：301-23。其余版式行款等均与前红叶山本同。

经比较，该藏本无任何独有之书页，但却有若干重复、残脱、破损之处。尽管如此，该本仍属基本完整之书，可在校勘中发挥一定的作用。

以上三个不同藏馆的《医经会解》，从书籍内容、书品来看，当以红叶山本最佳。该本不仅保留了可供鉴定初刊本时代、原书名、作者及编撰过程的明万历萧重熙"后叙"，还存有其他本均残脱之叶。因此，本次校点选定红叶山本为底本，而以医学馆本、佐伯侯本作为对校本。

三、校点中所遇问题与处理法

该书的二位作者，都是由儒转医，文化水平比较高。故其书结构层次清晰，先用两卷的篇幅总论脉、病、治、方之要义，质疑问难，层层深入，行文流畅。卷三以后，以"风、寒、暑、湿、燥、火"六淫为诸证大纲，分门列卷。每"淫"之下再细分子病，层层深入。从结构布局而言，全书堪称构架明晰。

但"六淫"之为病，囊括了整个外感疾病，该书又在其中夹入若干"内六淫"的内容，病证范围自然很广。要在十几万字的一本小书之中展开论述，难度极大。六淫为病，又各有不同，其中"伤寒"为病，已成专门之学，相关著作汗牛充栋。要提纲挈领，摘其精要，殊非易事。然而作者举重若轻，卷三至卷八共六卷，均以"诸症治略"为要旨，不作长篇大论，唯以病为经纬，剥茧抽丝，各述"六淫"诸证之证、脉、治、方，且罗列常用药物，以为"治略"。这样一来，纲举目张，清晰不乱，但由此带来的问题就是层级增多，叠床架屋。

受古书形式之限制，此书不可能采用现代各种序号标志，故表现在全书层级甚多的目录上，其构架层次很难一目了然。为了醒目，原书或采用顶格提行方式、或在新段前加"—"，或加"○"为标记等，并无一定之规。故本书校点要解决的首要问题，是依据原书，按现代目录编制规矩，区分层级，使目录与正文紧密对应，如此既便检索，又有利于确定各层次的标题字号等，以利下一步的校勘整理。本书新编层次以卷名为一级；大纲（或主病）为二级；小纲（或主要子病）为三级；细类（或症名、或主方等）为四级。以上惟三级标题进入新编目录，并出示所在页码。

至于文字校勘，因该书文理通顺，很少有读不通的地方，故需要考校之处甚少。最为多见的就是药名的不规范，这在明代医书中是最为普遍的事。但药名校勘涉及的问题甚多，除明显的错误药名之外（常见者已列于凡例中），还牵涉药名中的通假字、古今字、俗字、别名、外来名等许多问题。目前国家与中医药行业对古籍整理中的药名处理并无统一意见，本书则以不影响当今用药为总原则，凡古今皆属错误药名者则改之，其余多按别名处理，予以保留。凡有改动的药名，多在其首次出现处加校注予以说明，此处不逐一罗列。

该书刻工虽不算精良，但在坊刻本中还不落下风。从该书作者所居之地，该版大概率是明代闽刻本，用纸低级（普通竹纸），刻工的细微笔画欠精细，且常见缺笔现象。一般的药名缺笔尚易辨识，但若遇到少见的术语，则要费一番功夫考订。如卷二有一处："夫膀胱者……名工海而藏津液。""工海"明显错误。《素问》《灵枢》《难经》均未能查到"工海"或近似术语。后通过广泛的电子检索，在唐·孙思邈《千金要方》卷二十"膀胱府脉论"中找到："膀胱者，津液之府也……名玉海。"可见"工"乃"玉"缺笔致误。

又，该书经常在药汤后出现"剌服"一词，古籍中"刺""剌"二字因形似经常混同，必须据上下文才能判定为何字。"刺（cì）服"肯定是错误的，"剌（là）服"也未见有此说法。根据文意，最大的可能性，"剌"（là）乃方言"热"的音转。南方（包括赣、闽）方言中，辅音 r、l、n 的文字发音经常混淆，"热"常读成"lè"。而刺（cì）字在方言中也常被称作"勒"（lè）。《本草纲目》"葎草"条云："此草茎有细刺，善勒人肤，故名勒草。"其实何止"勒人肤"，凡具刺之物，南人多名"勒"（或写作"簕""竻"等）。如黄瓜又名勒瓜，菝葜又名马加簕，覆盆子一名竻藨子等。根据方言"刺""热"同音，结合"热服"多见于汤药之末，本书只能认定此"剌"为"热"字音误。"剌服"除汤药后出现外，也偶或见于"姜汁剌""竹沥剌""仍用酒剌""加木香磨剌"等处。这些"剌"字，都可理解为"热姜汁""热竹沥""仍用热酒""加木香热磨"。除"热"字外，似乎无其他字可代，故本书凡此"剌"字均径改作"热"。

泰宁、黎川，古代属于东南一隅，且临近东南沿海，故其用药也间或会有地方特色。如其中提到"酒蒸板""莺爪子""荷树膏"等，都是草药或当地土名。又如"造海粉法"使用的"海粉"，乃海兔科动物海兔的卵裙带，内地少见，故该书常用"真海粉"为名。对此类现象，本次校点本着"知之为知之，不知为不知"的原则，能解者解，不能解者亦注"存疑"，以俟来者。

本书江愈敏"《医经会解》序"乃用不规范的草书写成，极难解读。以我们辨识草书的能力，虽费了很大力气，亦无法卒读。所幸先由中医古籍出版社喻峰副编审解读大部，复经中国医史文献研究所博士周琦副研究员通解全部疑难，始得以能阅读全序，对此深致谢忱！